Gesund mit Bier

Dr. med. Karl-Heinz Ricken
Heike van Braak

GESUND MIT BIER

Neue Kraft durch
das älteste Getränk der Welt

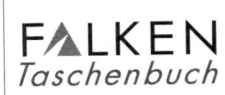

Ebenfalls im FALKEN Verlag erschienen:
Heilen und vorbeugen mit Wein (Nr. 60311)
Gesund durch Rotwein (Nr. 2145)

Sie finden uns im Internet: **www.falken.de**

Der Text dieses Buches entspricht den Regeln der neuen deutschen Rechtschreibung.

Dieses Buch wurde auf chlorfrei gebleichtem
und säurefreiem Papier gedruckt.

Originalausgabe
ISBN 3 635 60443 7

Umschlaggestaltung: Zembsch' Werkstatt, München
Gestaltung: Lohse Design, Büttelborn
Redaktion: Dr. Dietrich Voorgang, Heidenrod/Elke Müller
Herstellung: Torsten Hellbusch
Titelbild: Tony Stone, München/Hubertus Hamm
Fotos: AKG, Berlin: S. 11; Binding-Brauerei AG, Frankfurt: S. 19; Bildagentur Huber,
Garmisch-Partenkirchen: S. 20; FALKEN Archiv, Niedernhausen: S. 25, 42, 63, 73,
81, 90; Reinhard-Tierfoto, Heiligkreuzsteinach: S. 15, 16 (beide), 33, 48
Satz: FALKEN Verlag, Niedernhausen/Ts.
Druck: Freiburger Graphische Betriebe GmbH, Freiburg

Die Ratschläge in diesem Buch sind von den Autoren und dem Verlag sorgfältig erwo-
gen und geprüft, dennoch kann eine Garantie nicht übernommen werden. Eine Haf-
tung der Autoren bzw. des Verlags und seiner Beauftragten für Personen-, Sach- und
Vermögensschäden ist ausgeschlossen.

817 2635 4453 62

Inhalt

Einleitung

Bier steht in Deutschland auf der Getränke-Hitliste ganz weit vorn. 79 % aller Erwachsenen genießen ihr Lieblingsgetränk regelmäßig. Schon 1992 tranken die Bundesbürger rekordverdächtige 144 Liter pro Kopf. Vier Jahre später lag der Bierkonsum bei immer noch beachtlichen 131,7 Litern. Der Renner unter allen angebotenen Sorten ist Pils, das einen Gesamtanteil von immerhin 60 % hat. Übrigens haben Marktforscher ein ausgeprägtes Nord-Süd-Gefälle festgestellt: Demnach genießen die Bayern das Gebräu am häufigsten.

Eine Sonderstellung nimmt Bier ein, das auch hier zu Lande gebraut wird. Schließlich unterliegt es dem deutschen Reinheitsgebot und wird ausschließlich aus Malz, Hopfen, Wasser und Hefe hergestellt. Damit ist deutsches Bier einzigartig auf der Welt.

Auf dem deutschen Markt gibt es zwar 5 000 verschiedene Sorten, doch wirklich begehrt sind nur die einheimischen. Nach den jüngsten Umfragen entscheiden sich 99 % der Konsumenten für ein Bier aus ihrer Heimat. Kein Wunder, dass die Bundesrepublik den dritten Platz in der Bierproduktion belegt. Damit liegt sie mit einem Ausstoß von 114,5 Millionen Hektolitern direkt hinter den USA und China.

In den letzten Jahren wurde wissenschaftlich belegt, dass mäßiger Weinkonsum der Gesundheit zugute kommt. Fast zwangsläufig stellt sich da die Frage, ob auch Bier einen gesundheitlichen Nutzen hat. Inzwischen ist auch dies wissenschaftlich begründbar. Biertrinker, die das Gebräu maßvoll konsumieren, haben eine höhere Lebenserwartung als strenge Abstinenzler. Schließlich handelt es sich bei Bier um ein bekömmliches Getränk, das lediglich aus natürlichen Rohstoffen gewonnen wurde. Und es enthält wertvolle Inhaltsstoffe, die in der Naturheilkunde schon seit Jahrhunderten bekannt sind und geschätzt werden.

Aber wie alle alkoholischen Getränke birgt auch Bier Gefahren, die nicht verharmlost werden dürfen. Denn der Übergang vom gelegentlichen Genuss eines Glases über das Gewohnheitstrinken bis hin zur Sucht verläuft meist schleichend. Nur wer wirklich in Maßen dem Bier zuspricht, beeinflusst sein Wohlergehen positiv.

Ein Schluck auf die Geschichte

Niemand weiß, seit wann es eigentlich Bier gibt. Allerdings sind sich die Historiker ziemlich sicher, dass es ursprünglich nichts anderes war als nass gewordenes Fladenbrot. Dieses Brot begann durch die in der Luft enthaltene Hefe zu gären und wurde zu einem alkoholhaltigen, mehr oder weniger berauschenden Brei.

Nachweislich gebraut wird Bier bereits seit ca. 5000–3000 Jahren vor Christus. Die älteste bildliche Darstellung von Biertrinkern, eine bemalte Tonvase, stammt aus dem Jahre 3400 vor Christus, sie wurde in Israel gefunden. Und sogar die älteste Gesetzessammlung der Welt, der Kodex Hammurabi, enthält zwei Anordnungen, die Herstellung und Verkauf von Bier sowie Höchstpreise und Umrechnungsbestimmungen von Getreide zu Bier festlegten. Der Kodex Hammurabi wurde auf einem Dioritstein in Keilschrift geschrieben und 1902 bei Susa im heutigen Irak gefunden. Ausgestellt ist dieser Stein heute im Pariser Louvre.

Als Pioniere des Gebräus gelten gleichermaßen Sumerer, Assyrer, Babylonier, Syrer und Ägypter. Bei den alten Ägyptern war Bier ein Volksgetränk und wurde quasi als Grundnahrungsmittel an die Sklaven ausgeschenkt. Sie bekamen täglich zwei Krüge! Und aus Ägypten stammt auch der berühmte Papyrus Ebers, das erste Dokument über die Medizingeschichte im Land der Pharaonen. Es enthält Rezepte der Bierherstellung, die von Generation zu Generation weitergegeben wurden und teilweise bis auf das Jahr 3500 vor Christus zurückgehen. Doch es sind mehr als nur Rezepte, denn der „Schlamm des Bieres", also der Bodensatz, wurde für zahlreiche innerliche und äußere Anwendungen empfohlen. Dem Bodensatz schrieben die Ägypter eine große Heilkraft zu und von dem Genuss versprachen sie sich ein langes, erfülltes Leben.

Die Römer, die Wein bevorzugten, verachteten Bier als ein „barbarisches Getränk", weil ihre Feinde, die Gallier und Germanen, überzeugte Biertrinker waren. Übrigens war Brauen bei den Germanen – wie schon zuvor bei den Babyloniern – absolute Frauensache. Und auch später, im Mittelalter, waren es die Frauen, die sich an die Arbeit machten. So blieb die Kunst des Brauens über Jahrtausende eine rein weibliche Domäne. Bier war keine Erfindung der Germanen. Sie übernahmen die Braukunst von den Phöniziern. In der Nähe des bayerischen Kulmbach wurden Bierkrüge gefunden, die belegen, dass die Germanen aber schon 3000 Jahre vor Christus mit der Herstellung von Bier vertraut waren. Und sie waren es auch, die ihr Bier nicht mehr aus Brot, sondern aus Getreide brauten. Die Germanen ließen das Getreide keimen und trockneten es dann. Der Anfang der Malzherstellung war gemacht. Gewürzt wurde das Gebräu – das der römische Geschichtsschreiber Tacitus (55–120 nach Christus) als „schauerlichen Trank" beschrieb – mit Myrte, Eichenrinde, Eschenlaub und manchmal auch mit Honig. Der älteste Nachweis über Hopfenanbau in Deutschland geht auf das Jahr 764 nach Christus zurück. Geerntet wurden die Dolden schon damals in den Hopfengärten bei Geisenfeld/Hallertau.

Im frühen Mittelalter wurde erstmals in deutschen Klöstern Bier gebraut. Die Mönche hatten einen triftigen Grund diese Kunst zu erlernen: Die Einnahme von Flüssigkeit galt nicht als Fastenbruch und so war Bier immer erlaubt – bis zu fünf Litern am Tag! Die Mönche gaben ihr Bier aber auch an Arme, Kranke und Wandersleute aus, die an ihrer Tür um etwas Nahrhaftes baten. Schließlich erlangten die Mönche gegen eine Gebühr das Recht ihr Gebräu gewerblich zu vertreiben. Klosterschenken wurden eröffnet und das Geschäft lief prächtig.

Mit zunehmender Beliebtheit des Bieres entwickelte sich aus der Brauerei ein angesehener Handwerkszweig. Etwa 800 nach Christus, zu Zeiten Karls des Großen, wurde erstmals Hopfen verwendet und somit Geschmack und Haltbarkeit des Getränks verbessert. Der älteste Nachweis für die Herstellung von Bier in München geht übrigens auf das Jahr 815 nach Christus zurück.

Vor der Verwendung von Hopfen wurde das Bier mit einem – „Grut" genannten – Kräutergemisch gewürzt. Das Grutrecht sicherte den Braumeistern eine Monopolstellung, da es nur den Brauereien erlaubte die erforderliche Grut herzustellen. Zu den Kräutern gehörten aber nicht nur

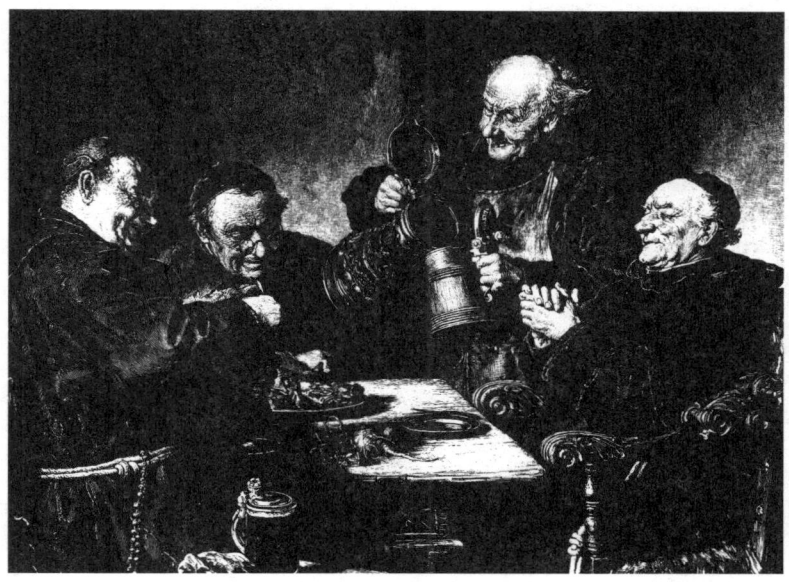

Mönche in einer Klosterbrauerei schenken Bier aus

Eichenrinde, Wermut, Kümmel, Anis und Lorbeer, sondern auch giftige
Zutaten wie beispielsweise Bilsenkraut. Gerade aus diesem Bilsenkraut
entwickelten sich während des Brauprozesses so genannte halluzinogene
Alkaloide. Diese riefen nach dem Genuss von Bier Halluzinationen hervor, die dafür sorgten, dass sich schon bald der Aberglaube um den Brau-
kessel rankte. Das wohl dunkelste Kapitel ist die Verbrennung der Brau-
oder Bierhexen, die zum letzten Mal im Jahre 1591 stattfand. Diese Frau-
en fanden den Tod auf dem Scheiterhaufen, weil ihnen die Schuld an den
Fehlschlägen beim Brauen zugeschrieben wurden. Und Pannen gab es damals noch ziemlich häufig. Mit der Zugabe des Hopfens änderte sich dies
aber schlagartig. Das Bier ähnelte dem heutigen Getränk in Aussehen und
Geschmack und die Herstellung verlief weit weniger problematisch.
Bereits im ältesten Stadtrecht Deutschlands – dem von Kaiser Friedrich I.
im Jahre 1104 erlassenen Kaiserselekt – gab es Qualitätsvorschriften für
Bier. Einem Wirt, der minderwertiges Bier braute oder schlecht ein-

schenkte, drohten schwere Strafen und bei drei Verstößen gegen den Erlass des Kaisers konnte dem Brauer sogar das Recht zur Bierherstellung entzogen werden.

Um die Bierqualität war 300 Jahre später auch der Rat der Stadt München besorgt: Er schrieb 1447 die älteste Fassung des Reinheitsgebotes. Der hohe Anspruch an das Gebräu zahlte sich aber bereits früher aus: Bereits um 1200 exportierten norddeutsche Brauereien ihr Bier nach Flandern und Skandinavien. Neben Bremen entwickelte sich in Hamburg ein bedeutendes Brauzentrum, in dem es um 1500 insgesamt 600 Brauereien gab.

Am 23. April 1516 erließen die gemeinsam regierenden Herzöge Wilhelm IV. und Ludwig X. in Ingolstadt das endgültige Reinheitsgebot für bayerisches Bier. Es war ein Meilenstein in der Biergeschichte. Als Zutaten wurden Gerste – später Gerstenmalz –, Hopfen und reines Wasser festgelegt. Hefe war damals noch nicht bekannt und so blieb der Ausgang des Gärprozesses nach wie vor dem Zufall überlassen. Wer Bier panschte oder streckte, wurde streng bestraft – einige Übeltäter wurden sogar in ihrem eigenen Gebräu ertränkt.

Dieses Reinheitsgebot, das zunächst nur für den Freistaat erlassen wurde, gilt in Deutschland noch heute. Es ist die älteste lebensmittelrechtliche Verordnung der Welt, die noch immer in Kraft ist. Allerdings erklärte der Europäische Gerichtshof 1987 das Reinheitsgebot aus wettbewerblichen Gründen für nichtig. Somit hat es in allen anderen Ländern der EU keine Gültigkeit und deshalb darf heute Bier nach Deutschland eingeführt werden, das nicht nach dem Reinheitsgebot hergestellt wurde. Eine echte Chance auf dem deutschen Markt hat es aber nicht.

Mit zunehmender Qualität wurde Bier fast überall auf der Welt beliebt – und auch fast überallhin exportiert. So eroberte es Südeuropa bereits im 16. Jahrhundert. Das erste Bier, das über den Atlantik ging und in Amerika getrunken wurde, stammte allerdings aus Frankreich.

Bis ins 19. Jahrhundert wurde obergärig gebraut. Erst 1841 brachte der österreichische Brauer Anton Dreher ein leichtes, lange haltbares untergäriges Bier auf den Markt und revolutionierte damit die industrielle Herstellung von untergärigem Bier (zu ober- und untergärig siehe Seite 23–25). Im Jahre 1870 baute Karl von Linde die erste Kühlmaschine für Brauereien. Und nur ein Jahr später wurde in Dresden der erste deutsche Brauerbund gegründet und kurz darauf eine Ausstellung rund um die Bierherstellung organisiert.

Nicht unerwähnt bleiben darf auch die Entdeckung des Hefepilzes bzw. der Mikroben durch den Franzosen Louis Pasteur, der heute als Begründer der Gärungswissenschaften angesehen wird. Im Jahre 1881 gelang es Emil Christian Hansen erstmals Bierhefen rein zu züchten. Dieser Erfolg ermöglichte die Herstellung von Bier über Jahre hinweg mit dem gleichen Geschmack.

Von diesem Zeitpunkt an eroberte Bier die Welt – ein Triumphzug, der noch durch die fortschreitende Technik und den Ausbau des Verkehrsnetzes gefördert wurde. Bereits im Jahre 1900 wurden im Deutschen Reich 62 Millionen Hektoliter Bier in rund 19 000 Brauereien hergestellt. Weltweit waren es 252 Millionen Hektoliter und schon jedes vierte getrunkene Glas Bier stammte aus Deutschland. 1996 erzeugten 5 200 Braustätten insgesamt 920 Millionen Hektoliter – davon 120 Millionen Hektoliter in der Bundesrepublik.

Heute stellen die deutschen Bierbrauereien einen wichtigen Wirtschaftsfaktor dar. Die Branche mit ihren 65 000 Arbeitsplätzen erzielt zur Zeit einen Umsatz von über 20 Milliarden DM und liegt damit noch vor der Süßwarenindustrie. Nur die Molkereien erwirtschaften mehr. Aber auch die Bundesländer profitieren von diesem Getränk: Sie kassieren pro Jahr fast 1,7 Milliarden DM an Steuern. Mittlerweile wird deutsches Bier in 150 Länder exportiert, wobei Großbritannien mit über 1,4 Millionen Hektolitern der Abnehmer Nummer eins ist.

Ein Gebräu aus Hopfen und Malz

Malz und Hopfen gibt einen guten Tropfen. Diese Bauernweisheit bringt die deutsche Vorliebe für ein gutes Bier auf den Punkt. Immerhin trinken hier zu Lande 91 % aller Männer mindestens einmal im Monat ein kühles Blondes. Und bei den Frauen sind es 67 %. Aber ob abends beim Fernsehen, beim Frühschoppen oder zum Essen: Das Bier muss aus der Heimat sein, denn im deutschen Bier sind aller guten Dinge vier.

Die Rohstoffe

Seit dem Erlass des Reinheitsgebots im Jahre 1516 dürfen in Deutschland lediglich festgeschriebene Rohstoffe zum Brauen verwendet werden. Weitere Zusätze sind nicht zulässig.
Rohstoffe für untergäriges Bier:
● Gerstenmalz,
● Hopfen,
● Hefe,
● Wasser.

Rohstoffe für obergäriges Bier:
● Gersten- und/oder Weizenmalz,
● Hopfen,
● Hefe,
● Wasser,
● Zucker (Rohr-, Rüben- oder Invertzucker) oder Süßstoffe.

Gerste und Weizen/Malz

Als Stärkelieferanten werden in Deutschland nur Gerste oder Weizen eingesetzt. Die so genannte Braugerste wird eigens für die Malz- und Bierbereitung angebaut. Sie zeichnet sich durch einen niedrigen Eiweiß- und einen hohen Stärkegehalt aus. Die Keimkraft muss besonders groß sein, damit die Stärke beim Keimen durch Enzyme in Malzzucker umgewandelt werden kann. Nur dieser Doppelzucker kann dann von den Hefepilzen in Alkohol und Kohlenstoffdioxid umgewandelt werden. Zudem darf diese Gerstenart nur sehr zurückhaltend gedüngt werden. Dadurch bleiben die Braueigenschaften erhalten und das Trinkwasser wird nicht noch mehr mit Nitraten belastet.

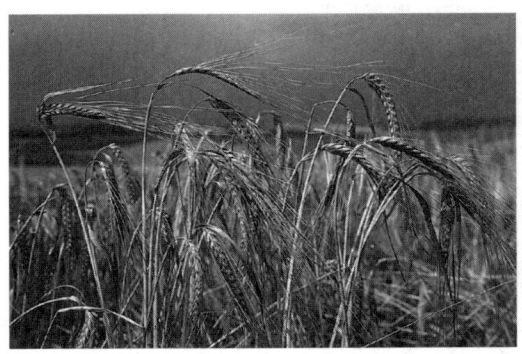

Braugerste

In anderen Ländern innerhalb und außerhalb der EU dienen zusätzlich noch Mais, Hirse, Soja oder Maniok als Stärkelieferanten. Natürlich haben sie nicht das Aroma der Gerste und genau das versuchen die Hersteller durch Aromastoffe auszugleichen.

Braumalz entsteht auf biologische Art und Weise: Durch das Einweichen in Wasser wird die Gerste oder der Weizen zum Keimen gebracht. Das gekeimte Korn, das so genannte Grünmalz, wird bei ansteigender Temperatur getrocknet bzw. gedarrt, wie die Experten sagen. Dieser Vorgang ist für Aussehen und Charakter des Bieres wichtig. Der Prozess beendet den Keimvorgang und die Zellstruktur des Korns wird gelöst. Dadurch bilden sich die erforderlichen Enzyme.

In Deutschland wird streng darauf geachtet, dass bei der Herstellung des Braumalzes keine Zusatzstoffe wie z.B. Wachstumsbeschleuniger eingesetzt werden. Außerdem wird beim Darren der Kontakt zwischen Brenngasen und Malz verhindert um eine Belastung mit möglicherweise Krebs erregenden Nitrosaminen zu verhindern. (Zur Malzbereitung siehe auch Seite 18–19.)

Hopfen

Bier ist das einzige Getränk, das Hopfen enthält. Bei der Herstellung werden nur die weiblichen Dolden der mit dem Maulbeerbaum verwandten Hopfenpflanze verarbeitet. Sie enthalten das Hopfenmehl (Lupulin), das für den angenehm bitteren Geschmack des Bieres verantwortlich ist. Ebenfalls in diesem Mehl enthalten ist das Hopfenblütenöl (Humulone) – ein ätherisches Öl, das die Aromaentwicklung fördert. Doch Hopfen ist nicht nur für den Geschmack entscheidend, sondern auch für die Haltbarkeit und die Schaumentwicklung. Hopfen wirkt konservierend sowie aseptisch und hilft dabei, Eiweißstoffe auszusondern. Denn Eiweiß ist der Hauptfeind eines klaren Bieres.

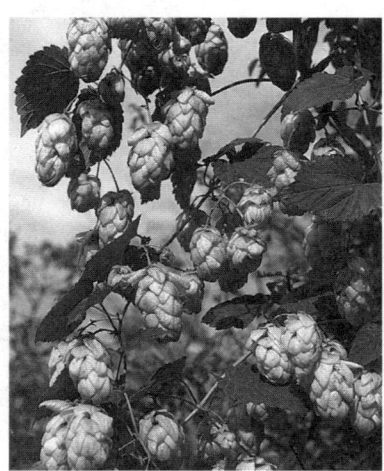

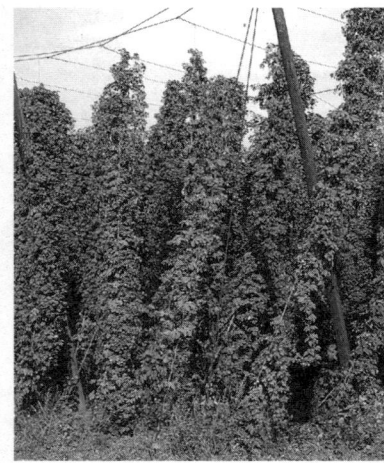

Hopfendolden   Hopfenplantage

Die Hopfenpflanze wird bis zu acht Metern lang und wächst in rechtsdrehenden Ranken jedes Jahr neu aus dem Wurzelstock heran. Die Ernte findet im Spätsommer statt. Dabei werden die so genannten Hopfenlianen maschinell von den Drahtgerüsten gezogen und direkt über dem Boden abgeschnitten. Die Pflanzen werden verladen und zum Hopfendoldenpflücken gefahren. Im Hopfengarten werden dann die weiblichen Pflanzen für die weitere Verarbeitung ausgesondert. Nur sie enthalten die kleinen Dolden mit den fast wie Blütenstaub aussehenden Lupulin-Körnern. Darin sind die Hopfenbitterstoffe Lupulin, ätherische Öle sowie Alphasäure (Humulon), Betasäure (Lupulon), Harze, Gerbstoffe (Tannin), das beruhigende Hopein (Alkaloid) und einige Hormone enthalten. Anschließend werden die Pflanzen getrocknet und zu Presshopfen verarbeitet. Diese Form ermöglicht die Haltbarkeit und den Erhalt der Inhaltsstoffe.

Die deutschen Brauer verarbeiten Jahr für Jahr rund 250 000 Zentner Hopfen. Das bayerische Hallertau ist das größte zusammenhängende Anbaugebiet der Welt, zu dem fast 20 000 Hektar Hopfenfläche gehören. Weitere Anpflanzungen gibt es unter anderem in der Nähe des Bodensees sowie im Elbe-Saale-Gebiet.

Hefe

Auf einen eigenen, exklusiven Hefestamm legt jede renommierte Brauerei besonderen Wert. Die Brauhefe enthält das Ferment Zymase, das den bei der Herstellung entstandenen Malzzucker in Kohlenstoffdioxid und Alkohol aufspaltet. Unterschieden wird dabei in obergärige Hefe (Saccharomyces cerevisiae) und untergärige Hefe (Saccharomyces carlsbergensis). Hefen sind einzellige Mikroorganismen, die überall vorhanden sind – auch in der Luft. Als die Hefe noch nicht bekannt war, war der Brauvorgang mehr oder weniger dem Zufall überlassen. Gelang diese so genannte wilde Gärung nicht, wurde im Mittelalter den Brauhexen die Schuld in die Schuhe geschoben.

Wasser

Brauwasser unterliegt den strengen gesetzlichen Bestimmungen der Trinkwasserverordnung – sowohl in chemischer als auch in hygienischer Hinsicht. Es wird entsprechend aufbereitet, sodass die früher vorhandenen regionalen Unterschiede der Wasserqualität heute kaum noch eine Rolle spielen. In der Regel handelt es sich um Brunnen- oder Quellwasser, das von den Gesundheitsbehörden und von der amtlichen Lebensmittelüberwachung kontrolliert wird. Aufgrund des hohen Salzgehaltes ist Meerwasser nicht zum Brauen geeignet.

Für deutsches Bier werden keine gentechnisch veränderten Hopfen- und Gerstensorten oder entsprechend manipulierte Bierhefe eingesetzt (siehe auch Seite 34). Da es ausreichend natürliche Getreidesorten und Hefestämme gibt, werden die einzelnen Biermarken auch heute noch auf traditionelle Weise gebraut.

Der Brauvorgang

Vom Halm bis zum Glas ist es ein weiter Weg. Zunächst wird das Malz zubereitet. Dann beginnt das Würzekochen, also der eigentliche Brauvorgang, und zum Schluss setzt der Gärprozess ein.

Malzbereitung

Zunächst wird das Getreide geschrotet um die Oberfläche zu vergrößern und die Inhaltsstoffe besser herauslösen zu können. Unter Wasserzusatz beginnt die Gerste dann zu keimen und die Enzyme des Keimlings bauen die Stärke des Korns zu Malzzucker ab. Jetzt kann die Hefe den gebildeten Zucker in Alkohol verwandeln. Das auf diese Weise entstandene, leicht verderbliche Grünmalz wird zum Darrmalz getrocknet. Entscheidend für den Charakter des Bieres ist, wie schnell das Grünmalz gedarrt wird. Beispielsweise entsteht nach 18 bis 20 Stunden bei ca. 85 °C ein sehr helles Bier wie Pils. Für dunkleres Malz – das für Altbier erforderlich ist – werden dagegen rund 100–110 °C und ein Zeitraum von etwa 24 Stunden benötigt. Das geschrotete Darrmalz wird mit Wasser zu Maische gemischt (gemaischt) und auf 65–74 °C erhitzt. Zucker und Stärke lösen sich auf, die Reststärke wird zu Zucker und Dextrinen abgebaut.

Würzekochen

Beim Würzekochen werden die festen Bestandteile der Maische, der so genannte Treber, abgetrennt bzw. geläutert, so der Fachausdruck. Anschließend wird die Flüssigkeit mit Hefe und Hopfen ungefähr zwei Stunden zur eigentlichen Würze eingekocht. Durch diesen Vorgang lösen sich die Bitterstoffe des Hopfens, die Würze wird keimfrei und die Enzyme werden inaktiviert. Außerdem werden die Eiweißstoffe entfernt. Diese Lösung wird eingedampft, bis die gewünschte Stammwürze erreicht ist. Nachdem die Triebstoffe samt den Hopfenrückständen abgeführt sind, wird die Würze je nach Biergattung abgekühlt – für untergäriges Bier auf 5 °C und für obergäriges Bier auf 15 °C.

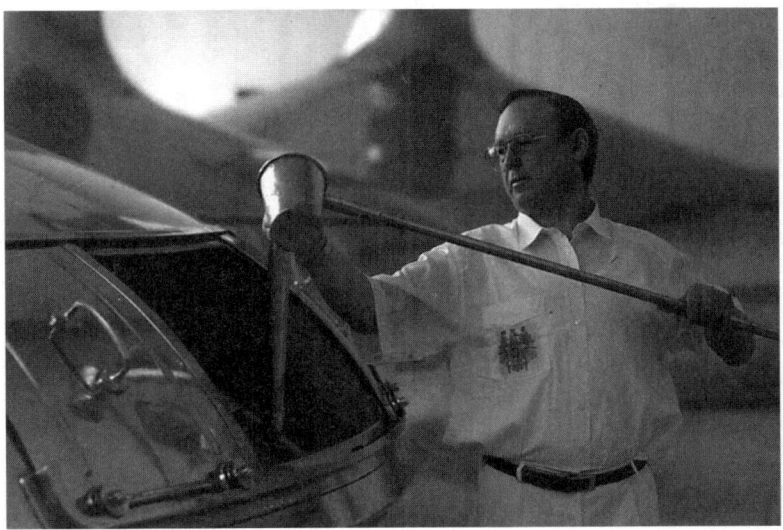

Fachkräfte überwachen den Brauprozess

Gärprozess

Für den eigentlichen Gärprozess setzt der Braumeister der Würze die entsprechende Hefe zur Ober- oder Untergärung zu. Ein Teil des Zuckers wird hierbei in Kohlenstoffdioxid und Alkohol gespalten. Die jeweilige Hefeart verleiht dem Getränk schließlich seinen typischen Geschmack. Die Würze enthält die Mineralstoffe Kalium und Magnesium sowie Phosphate und Stickstoffverbindungen.

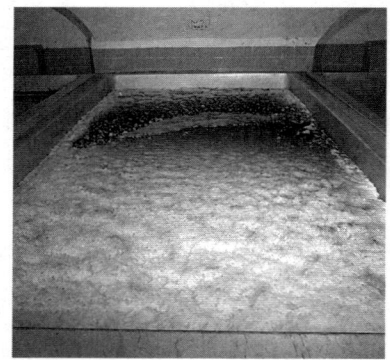

Der Restzucker wird im weiteren Verlauf des Gärprozesses vergoren und dadurch reichert sich das Bier mit etwa 4 % Kohlendioxid an. Anschließend wird das Bier gelagert. Dabei spielen Zeit, Temperatur und Lichteinwirkung eine wichtige Rolle. Ist die Lagerung abgeschlossen, wird das Bier filtriert, sterilisiert oder pasteurisiert und schließlich unter Kohlendioxid-Gegendruck abgefüllt.

Gärtank

Der Alkoholgehalt

„Alle Dinge sind Gift und nichts ist ohne Gift. Allein die Dosis macht, dass ein Ding kein Gift ist." Diese Erkenntnis stammt von Paracelsus, einem berühmten Arzt des 16. Jahrhunderts. Und auch für Bier gilt, dass es in Maßen gesund, allzu viel aber ungesund ist. Zahlreiche für das Wohlbefinden des Menschen positive Wirkweisen des Bieres sind auf den Alkoholgehalt zurückzuführen. Beispielsweise steigert Alkohol die Hirndurchblutung, erweitert die Herzkranzgefäße, erhöht die Harnausscheidung und erweitert die Blutgefäße der Haut.

Abhängig ist der Alkoholgehalt des Bieres von der Stammwürze. So wird ca. ein Viertel bis ein Drittel der Stammwürze durch die Gärung in Alkohol verwandelt. In einem Liter Vollbier sind ungefähr 40 g bzw. 50 Milliliter Alkohol vorhanden. Hinzu kommen etwa 40 g nicht-alkoholische Nährstoffe wie Kohlenhydrate, Aminosäuren, Mineralstoffe, Vitamine, phenolische Verbindungen und Hopfenbitterstoffe. Folglich ist der Alkoholgehalt (angegeben in Vol.-%) verglichen mit anderen alkoholischen Getränken relativ gering.

ALKOHOLGEHALT VERSCHIEDENER GETRÄNKE

Alkoholart	Alkoholgehalt in Vol.-%	Alkoholgramm je 100 g
Pilsener	4,9	3,9
Export	4,9	3,9
Weizen	4,4	3,5
Bockbier	7,0	5,6
Light-Bier	2,75	2,2
Alkoholfreies Bier	0,37	0,29
Weißwein	10–12	8,0–9,5
Rotwein	12,5	10
Roséwein	10,9	8,7
Sekt	12,0	9,6
Whisky	43,0	34,4
Cognac	40,0	32,0
Korn	32,0	25,6

1 Vol.-% entspricht 1 ml oder 0,8 g Alkohol

Biergattungen

Aufgrund der Stammwürze – dem Extrakt der Würze vor der Gärung – unterscheiden Experten vier Biergattungen: Einfach-, Schank-, Voll- und Starkbier. Diese Bezeichnungen beziehen sich ausschließlich auf die Stammwürze. Sie geben keine Auskunft darüber, wie hochprozentig die Getränke sind.

Verantwortlich für den Alkoholgehalt des Bieres sind mehrere Faktoren – allerdings gelangt ein Drittel der Stammwürze direkt als Alkohol ins

Bier. Wird bei einem hohen Vergärungsgrad mit viel Stammwürze gebraut, entsteht ein Bier mit einem hohen Alkoholgehalt.

Einfachbiere haben einen geringen Stammwürze- und Alkoholgehalt. Sie sind aufgrund ihres dünnen Geschmacks aber kaum noch erhältlich.

Schankbiere gibt es in zwei klassischen Varianten: Die eine ist Berliner Weiße – obergäriges Bier mit einem Drittel Weizenmalz –, die andere Malzbier. Durch den Light-Trend werden diese Schankbiere immer populärer, denn Light-Biere gelten als alkoholarm. Aber Vorsicht: Alkoholfreie Biere können bis zu 0,6 Vol.-% Alkohol enthalten. Der Alkohol wird ihnen nach dem Brauen in unterschiedlichen Verfahren entzogen, aber ein Restwert bleibt.

Vollbiere stellen mit über 90 % Marktanteil das Gros aller Biere dar. Auch in dieser Gattung gibt es zahlreiche kalorienreduzierte und so genannte alkoholfreie Biere.

Starkbiere sind aufgrund ihres hohen Stammwürzegehalts sehr schwere und hochprozentige Biere mit einem kräftigen und vollmundigen Geschmack. In der Regel werden Starkbiere zu besonderen Anlässen angeboten – beispielsweise Nikolaus-Bock, Weihnachts-Bock oder Mai-Bock. Die vier Biergattungen im Vergleich:

BIERGATTUNGEN			
	Stammwürzegehalt in %	Alkoholgehalt in Vol.-%	Extraktgehalt in %
Einfachbier	bis 7	1,3–2,5	1,0–4,0
Schankbier	7–11	2,5–3,5	2,0–4,0
Vollbier	11–16	4,0–5,0	4,5–6,7
Starkbier	über 16	5,6–9,4	6,0–10,0

Biertypen und -sorten

Neben den vier beschriebenen Gattungen werden außerdem zwei Biertypen unterschieden. So gibt es untergäriges und obergäriges Bier und bei beiden Typen existieren helle und dunkle Sorten.

BIERTYPEN

	Obergärung	Untergärung
Hefeart	Saccharomyces cerevisiae	Saccharomyces carlsbergensis
Gärtemperatur	15–20 °C	5–10 °C
Gärdauer	2–7 Tage	7–10 Tage
Gärvorgang	stürmische Hauptgärung	verhaltene Hauptgärung
Nachgärung	kurz	1–4 Monate bei 1 °C
Behältnis	Flaschen nur bei Weizenbier und Berliner Weiße	Fass oder Tank

Obergärige Biersorten in Deutschland

Alt bedeutet nicht, dass das Gebräu alt ist oder besonders lange gelagert wurde. Der Name steht vielmehr für die Herstellung nach alter Brautradition. Alt ist dunkel (kupferfarben bis rot) und zeichnet sich durch einen aromatischen Geschmack aus, der je nach Rezept von malzigsüß bis hopfenbitter variiert.

Berliner Weiße ist hell, leicht trüb und enthält viel Kohlensäure. Der leicht säuerliche Geschmack der Berliner Weiße entsteht durch die Zugabe von Milchsäurebakterien während der Gärung. In der Regel wird die Weiße mit einem Schuss Himbeer- oder Waldmeistersirup getrunken.

Kölsch stammt aus der Stadt mit den meisten Brauereien auf der Welt: aus Köln. Das Bier ist hell, spritzig und schmeckt sehr aromatisch. Stilecht getrunken wird Kölsch übrigens aus schmalen 0,2-l-Gläsern, den so genannten Stangen.

Malzbier fällt durch seine braunschwarze Farbe auf. Dieses Bier schmeckt karamellig-süß und malzaromatisch.

Weizenbock ist ein Starkbier, das klar oder hefetrüb ausfällt. Je nach der verwendeten Malzart erhält diese Sorte eine helle oder dunkle Farbe. Weizenbock hat einen kräftigen, schwach hopfenbitteren Geschmack.

Weizendoppelbock weist einen Stammwürzegehalt von mindestens 18 % auf. Es ist ein extrastarkes helles oder dunkles Bier, das ausgeprägt hopfenbitter schmeckt.

Untergärige Biersorten in Deutschland

Bockbier geht auf das Jahr 1612 zurück, als ein Braumeister aus Einbeck vom Münchner Hofbräuhaus abgeworben wurde. Er brachte sein Rezept mit und so wurde aus „Oan Pockisch" das heutige Bockbier. Es hat einen hohen Alkoholgehalt, ist hefetrüb, hat eine helle oder dunkle Farbe und schmeckt malzaromatisch.

Diätpils ist eine Variante des Pilsener, bei dem der Gärprozess so verändert wird, dass die Kohlenhydrate weitgehend vergären. Dadurch wird das Gebräu sehr kalorienarm. Es hat jedoch einen hohen Alkoholgehalt, der erst nachträglich wieder gesenkt wird. Diätpils ist hell und hat ein hopfenbitteres Aroma.

Doppelbock schmeckt sehr vollmundig und ausgeprägt malzaromatisch. Es ist ein stark alkoholisches Bier, das hell und dunkel gehandelt wird.

Export zeichnet sich durch seinen milden, malzigen Geschmack aus. Die Münchner Brauart, die als Mutter des Münchner Bieres gilt, gibt es hell oder dunkel. Sie schmeckt malzbetonter als die stärker verbreitete Dortmunder Brauart.

Malztrunk erhält seine dunkle Farbe durch die Zugabe von Zuckercouleur. Dieses Getränk schmeckt malzaromatisch und süß, es ist melassig.

Verschiedene Biersorten

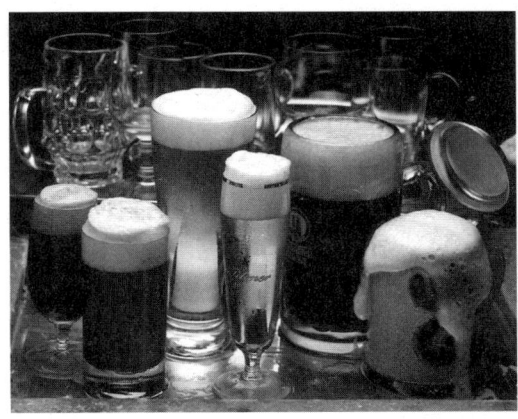

Märzen wurde früher, als nur im Winter Bier hergestellt werden konnte, im März stärker eingebraut. Durch den höheren Alkoholgehalt wollten es die Brauer länger haltbar machen um es nach dem Sommer noch bei Bierfesten ausschenken zu können. Seinen milden, malzigen Geschmack bekommt dieses meist goldgelbe Vollbier durch ein Spezialmalz.

Münchner Biere erhalten ihren süßlichen Geschmack durch den Zusatz von Karamell- oder Farbmalz. Sie haben eine dunkle Farbe.

Pils steht nicht nur für eine Biersorte. Es ist außerdem eine Brauart, die zum ersten Mal im Jahre 1842 im böhmischen Pilsen angewendet wurde. Heute ist es das beliebteste Bier Deutschlands. Pils fällt sehr hell bis goldfarben aus und ist spritzig. Sein feines Hopfenaroma macht es so bekömmlich.

Rauchbier wird mit Malz hergestellt, das über einem Holzfeuer getrocknet wurde. Dadurch erhält dieses dunkle Bier seinen herbwürzigen Rauchgeschmack.

Spezial wird in der Regel zu besonderen Anlässen gebraut. Es ist ein helles, vollmundiges Bier, das leicht malzaromatisch schmeckt.

Für ungetrübte Bierlaune

Deutsche Wirte wissen genau, wie's geht: Als echte Profis schenken sie Bier in der Regel auch gekonnt aus. Aber auch in den eigenen vier Wänden können Sie für gute Bierlaune sorgen. Einige kleine Tricks garantieren den puren Genuss.

Fassbier ist einfach zünftiger und auch für den Heimgebrauch zu empfehlen. Es gibt bereits kleinere Fässer ab fünf Litern sowie Dosen für Heim- und Tischzapfanlagen. Bei diesen Anlagen wird das Zapfgerät ins Fass gesteckt, eine Kohlensäurepatrone angeschlossen und schon kann's losgehen! Lassen Sie das Fass vor dem Anstechen aber zunächst einige Zeit ruhen! Ansonsten entweicht zu viel Kohlensäure und das Bier bildet extrem viel Schaum. Übrigens schmeckt Fassbier auch besser als Bier aus der Flasche. Das wird durch die beim Zapfen zugesetzte Kohlensäure bewirkt.

Das ideale Glas

Jede Biersorte hat ihr eigenes Glas! Das ist kein Spleen, sondern für das Einschenken und die richtige Bierkrone wichtig. So wird Pils aus einer Tulpe getrunken und Export aus Bechern. Kenner lieben Alt und Kölsch aus den schmalen Stangen und für die Weiße gibt es spezielle Pokale, die schon durch ihre Größe beeindrucken. Eigens für Weißbier gibt es geschwungene, sehr hohe Gläser, in die ein halber Liter passt. Einen ganzen Liter fassen die Maßkrüge, die für das bayerische Helle bestimmt sind. Wichtig ist auch, dass die Gläser sauber sind! In einem fettigen Becher bildet sich beispielsweise kein Schaum und das Bier wird rasch schal. Es trägt also nicht gerade dazu bei, die Bierlaune zu heben!

Schales Bier entsteht auch durch Spülmittelreste. Wenn Sie eine Filmbildung in den Gläsern vermeiden wollen, greifen Sie zu speziellen Tabletten zum Spülen. Sie sind im Fachhandel erhältlich und werden im Wasser aufgelöst.

Einschenken

Das richtige Einschenken macht schon den halben Genuss aus! Deshalb sollten die Gläser zuvor mit kaltem Wasser ausgespült werden, denn dadurch wird das Glas abgekühlt und bekommt ungefähr die gleiche Temperatur wie das Bier. Wichtig ist, dass Sie beim Einschenken die Flasche schräg zum Glas halten. Gießen Sie das Bier solange ein, bis der Schaum den Glasrand erreicht hat. Danach wird das Bier eine Weile stehen gelassen, damit sich der Schaum in Ruhe absetzen kann. Erst dann sollten Sie das Glas nachfüllen. Sie können aber auch das Glas schräg unter die Flasche halten und zügig bis zur Hälfte füllen. Dabei darf sich noch keine Schaumkrone bilden. Anschließend wird das Glas senkrecht gehalten und nun endgültig gefüllt. Erst jetzt sollte sich Schaum absetzen.

Wenn Fassbier verwendet wird, sollte das Glas schräg unter den Zapfhahn gehalten werden. Dann wird der Hahn geöffnet und das Bier soll langsam am Glasrand entlanglaufen um eine extreme Schaumbildung zu vermeiden. Hat sich die Bierkrone abgesetzt, wird mehrmals übergezapft. Doch auch hierbei ist Vorsicht geboten um ein Überlaufen zu vermeiden! Während Alt und Kölsch sofort bis zum Eichstrich abgefüllt werden können, braucht ein gutes Pils etwas länger. Nur wenn Sie es mehrmals absetzen und ruhen lassen, kann sich eine feste Schaumkrone bilden. Besonders langsam muss Weizenbier eingegossen werden. Es schäumt sonst zu stark.

Trinktemperatur

Ein kühles Blondes schmeckt am besten, wenn es eine Trinktemperatur von ungefähr 7–9 °C hat. Die Temperatur ist also genau richtig, wenn das Bier direkt aus dem Kühlschrank auf den Tisch kommt. Legen Sie es aber auf keinen Fall unter heißes Wasser oder in die Tiefkühltruhe! Wenn das

Bier zu kalt gelagert wurde, verliert es an Geschmack, wird trüb und schäumt nicht mehr. Der Kälteschleier legt sich zwar wieder, aber die Qualität des Getränks bleibt gemindert. Zu warmes Bier schmeckt abgestanden und schäumt übermäßig, weil beim Ausschenken zu viel Kohlensäure entweicht.

TIPP

Schützen Sie Flaschenbier vor direkter Sonneneinstrahlung. Helles Licht beeinträchtigt den Geschmack. Weil Bier so lichtempfindlich ist, wird es auch in braune oder grüne Flaschen abgefüllt.

Fassbier

Fässer für den Hausgebrauch gibt es in Abstufungen von 5 bis 50 Litern. Sie sind bereits vorgekühlt im Handel erhältlich. Mit einigen feuchten Handtüchern oder Eiswürfeln können Sie die Temperatur für einige Zeit konstant halten.

Am Fassboden finden Sie die Zapföffnung. Die zweite Öffnung auf dem Deckel sollte erst einige Zeit nach dem Anschlagen betätigt werden. Empfehlenswert ist übrigens der Gebrauch von Messingzapfhähnen, die mittlerweile in jedem Getränkemarkt angeboten werden. Plastikhähne sind nicht geeignet.

TIPP

Wenn Sie noch einen Holzhahn haben, sollten Sie ihn 24 Stunden vorm Anschlagen des Fasses in ein Wasserbad legen.

Beim Anschlagen von neuen Fässern setzen Sie den Hahn so an, dass der Auslauf waagerecht liegt. Moderne Messinghähne können verankert werden. Anschließend genügt ein Schlag um den Hahn einzutreiben. Wenn der Hahn bis zum Anschlag im Fass sitzt, wird er so gedreht, dass der Auslauf sich in senkrechter Position befindet.

Bei alten Fässern wird die Gummidichtung des Hahns so in die Zapföffnung gesteckt, dass sie an keiner Stelle herausragt. Anschließend muss man das Fass gut festhalten, den Hahn an die Zapföffnung halten und mit einem Holzhammer ins Fass schlagen. Wichtig ist, dass der Zapfhahn dabei geschlossen ist! Außerdem muss er bis zum Anschlag ins Fass getrieben werden, da er sonst durch den Druck wieder herausrutschen kann.

TIPP

● **Gießen Sie den ersten Schluck weg! Dann wird vorsichtig weitergezapft, da der Druck noch sehr groß ist.**

Nach einigen Minuten wird die zweite Öffnung eingeschlagen. Dadurch kommt Luft ins Fass und der Unterdruck im Inneren wird abgebaut. In diese Öffnung kann ein Entlüftungsventil geschlagen werden. Achten Sie auch hierbei darauf, dass das Ventil geschlossen ist, da sich durch das Einschlagen erneut Druck aufbaut. Eventuell können Sie auch einen zweiten Hahn verwenden.

Lagerung

Lagern Sie Bier nicht länger als sechs Wochen ein! Danach büßt das Getränk aus Hopfen und Malz an Geschmack ein. Flaschenbier sollte stehend gelagert werden. Generell gilt: Bier gehört in einen dunklen, kühlen Raum. Der Keller ist geradezu ideal.

Tipps für den Hobbybrauer

Die Biersteuer gab es schon im Jahre 1220. Erstmals wurde sie in Ulm erhoben, aber diese lukrative Idee fand schon bald viele Nachahmer. Heute nimmt der Staat rund 2 Milliarden DM an Biersteuern ein und auch der Hobbybrauer muss sich an ein Gesetz von 1993 halten. Er unterliegt der Steueraufsicht und muss vorm Brauen dem zuständigen Hauptzoll-amt eine Brauanzeige schicken. Doch keine Angst: Ausreichend ist ein formloses Schreiben mit Name, Adresse, der vorgesehenen Biermenge so-wie dem geplanten Stammwürzegehalt. In der Regel bekommt der Hob-bybrauer dann spezielle Vordrucke für Brauanzeigen und für Steuerer-klärungen.

Nur wer mehr als 200 Liter pro Jahr brauen möchte, wird dann auch zur Kasse gebeten. Versteuert wird die Biermenge. Bis spätestens zum Sieb-ten des Monats nach dem Braumonat muss eine Biersteuererklärung ab-gegeben werden. Die Steuerhöhe beträgt nach Paragraph 2 des Biersteu-ergesetzes 0,77 DM für jeden Hektoliter Bier pro Grad Plato, also pro Stammwürzegehalt in Gramm je 100 Gramm Bier.

Bei zehn Litern Bier und einem Stammwürzegehalt von 10 % lautet die Formel: 0,1 hl x 10 % x 0,77 DM = 0,77 DM.

Selbst gebrautes Bier darf nicht verkauft werden. Wer mit seinem Gebräu handeln möchte, muss zahlreiche Auflagen erfüllen. Nicht nur die Anmel-dung eines gewerblichen Betriebs ist erforderlich, sondern auch eine abge-schlossene Berufsausbildung als Brauer. Alternativ kann ein Braumeister mit seinem Namen für die Qualität des Produktes bürgen.

Bierischer Wandel

Deutsches Bier ist leicht zu durchschauen – und genau deshalb ist es überall auf der Welt so beliebt. Schließlich unterliegt es seit 1516 dem deutschen Reinheitsgebot, nach dem Bier lediglich aus vier Grundstoffen hergestellt werden darf: aus Hopfen, Malz, Hefe und Wasser. An diesem Gebot halten die deutschen Brauer noch heute fest. Sie bewahren die Tradition und damit auch die Qualität des deutschen Bieres.

Das Chemiegebräu der EU

Ganz anders sieht es in den anderen Ländern der Europäischen Union aus. Seit dem 12. März 1987 ist es dort nach einem Urteil des Europäischen Gerichtshofes in Luxemburg gestattet bei der Bierherstellung andere Rohstoffe und eine ganze Reihe erlaubter Zusatzstoffe zu verwenden. Hier ein kleiner Auszug:

- Ungemälzte Gerste, Mais, Reis, Weizen und Hirse dürfen 40 % des Braugetreides ausmachen. Ebenfalls erlaubt sind Zumaischstoffe.
- Essig-, Milch- und Phosphorsäure sowie schwefelige Säure können dem Brauwasser zugesetzt werden.
- Zink-, Eisen- und Kupfersulfat sowie Ammoniumchlorid dürfen als Zusätze für Würze und Maische dienen.
- Saccharose, Invertzucker oder Glucose können bis zu einem Anteil von 20 % des Getreides der Pfannenwürze beigefügt werden.
- Tannin, Gummi arabicum, Agar-Agar, Säuren und Farbstoffe sind zur Stabilisierung der Würze zugelassen.
- Antischaummittel, Schaumverbesserer, Antioxidantien (Ascorbinsäure, Schwefeldioxid) und Enzyme (Glucoseoxidase) dürfen als Zusatzstoffe im Gärkeller eingesetzt werden.

- Stabilisatoren (Kieselgel, Bentonit), Konservierungsstoffe (Benzoesäure, Sorbinsäure, Schwefelsäure, PHB-Ester) können als Zusätze im Lagerkeller verwendet werden. Als Süßungsmittel wurden Saccharin und Süßholzzucker zugelassen.

Neben Schwefeldioxid sowie schwefeligen Säuren, die aggressiv auf die Magenschleimhaut wirken, dürfen Enzyme zugesetzt werden. Sie lösen unter Umständen Überempfindlichkeiten und Allergien aus. Die ebenfalls erlaubten Schaumstabilisatoren, so genannte Alginate, verhindern die Auswertungen der Nährstoffe im Bier. Magen- und Darmreizungen treten mitunter durch Trübungsstabilisatoren (Enzyme, Bromelaine, Papain) auf, durch den Zusatz des Farbstoffes Tartrazin kann es sogar zu lebensbedrohlichen Allergien kommen. Die ebenfalls verwendeten Fuselöle schädigen die Leber, verursachen Kopfschmerzen und rufen Katererscheinungen hervor. Für die Desinfektion der Lagergefäße wird noch immer das Krebs auslösende Formaldehyd eingesetzt!

Der deutsche Biertrinker hat sich folglich zu Recht gegen dieses synthetische Bier entschieden. Hier zu Lande konnten sich die Chemiebiere der EU bislang nicht behaupten.

Im Ökotrend

Zwar unterscheidet sich der Brauvorgang bei den so genannten Ökobieren nicht von dem bei den konventionellen Bieren, doch für die Ökobrauer beginnt das Reinheitsgebot bereits auf dem Acker: Ökobiere werden ausschließlich aus Rohstoffen (Hopfen, Gerste bzw. Weizen) hergestellt, die aus kontrolliertem ökologischem Landbau stammen. Tabu sind Kunstdünger sowie chemische Pflanzenschutzmittel (Pestizide).

Für den herkömmlichen Hopfenanbau wurden ebenfalls Verfahren auf biologischer Basis entwickelt, die es ermöglichen Schädlinge nur dann zu bekämpfen, wenn sie die Kulturen tatsächlich bedrohen. So werden unnötige Spritzungen vermieden. Derzeit erforscht wird auch der Einsatz von Nützlingen, beispielsweise Marienkäfern, zur Abwehr der Hopfenblattlaus. Außerdem werden neue Anbauformen erprobt, mit deren Hilfe der Einsatz von Pflanzenschutzmitteln weiter reduziert werden soll. Eine Möglichkeit ist der Bau von Gerüstanlagen mit nur drei statt der bislang üblichen sieben Metern Höhe.

Bei der Herstellung von Hopfenextrakten, die wesentlich länger haltbar sind als die Dolden in ihrer ursprünglichen Form, wird ebenfalls nur auf natürliche Verfahren zurückgegriffen. Lösungsmittel in Form von Alkohol oder Kohlensäure sind dabei nicht erforderlich, da sie ohnehin im Bier enthalten sind.

UNTERSCHIEDE ZWISCHEN KONVENTIONELLEM BIER UND ÖKOBIER

	konventionelles Bier	Ökobier
Kunstdünger und chemische Pflanzenschutzmittel	zugelassen	nicht zugelassen
Schwefelung von Hopfen und Malz	zugelassen	nicht zugelassen
Hopfenextrakt/Hopfenpulver	zugelassen	nicht zugelassen, nur Naturhopfen
Wegwerfverpackungen	zugelassen	nicht zugelassen

Ökobier ist als frisches, vollwertiges Lebensmittel zum möglichst umgehenden Verbrauch bestimmt. Bei sachgemäßer Lagerung – also kühl und dunkel bei ca. 9–12 °C, erschütterungsfrei sowie ohne Licht und ohne Temperaturschwankungen – ist Ökobier ungefähr drei Monate haltbar.

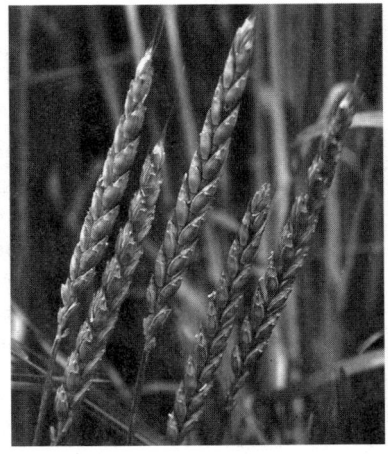

Dinkel

TIPP

● Mit zunehmendem Gesundheitsbewusstsein wird Dinkelbier – Gerste wird bei der Bierherstellung durch Dinkel ersetzt – immer beliebter. Schließlich ist Dinkel laut der Heilkunde der Heiligen Hildegard von Bingen das bekömmlichste Getreide. Es ist aus der gesunden Ernährung von heute nicht mehr wegzudenken.

Genmanipulationen

Bereits seit Jahren laufen die Bemühungen genmanipulierte Hefe zum Brauen zu entwickeln – jedoch ohne bahnbrechenden Erfolg. Derzeit arbeiten Wissenschaftler an gentechnisch manipulierten Hefen, die beispielsweise Dextrin (Kohlenhydrat) auf direktem Wege abbauen und anstelle von Alkohol vermehrt Glyzerin bilden. Experten gehen davon aus, dass es nur eine Frage der Zeit ist, bis diese Hefen so ausgereift sind, dass sie in Großbrauereien zum Standard gehören.

Zur Zeit werden in deutschen Brauereien keine Hightech-Hefen eingesetzt. Immerhin haben sich die traditionellen Reinzuchthefen in der Praxis bestens bewährt. Und dennoch lastet auf den Brauereien der Rationalisierungsdruck. Aus wirtschaftlichen Gründen wird die Produktion von mehr Bier in kürzerer Zeit angestrebt. Aus diesem Grund wird sowohl im Ausland als auch hier zu Lande in den Genlabors weiterhin an Brauhefen geforscht.

Grundlagenforschung wird aber auch betrieben, wenn es um gentechnisch veränderte Hopfen- und Gerstensorten geht. Doch bislang bleiben diese Versuche den Forschungslaboratorien der Industrie und den Universitäten vorbehalten. Eine Verwendung von gentechnisch veränderter Braugerste, Hopfen oder Bierhefe für Zwecke des Bierbrauens in Deutschland sei auszuschließen – so die Gesellschaft für Öffentlichkeitsarbeit der deutschen Brauwirtschaft. Soweit es sich für die Zukunft voraussagen lasse ...

Ein flüssiges Brot

Bereits seit Jahrhunderten wird Bier als flüssiges Brot angesehen. Diese Bezeichnung geht auf eine Zeit zurück, in der der Tisch sehr oft alles andere als reich gedeckt war und Bier zu den Grundnahrungsmitteln gehörte.

Damit lagen die Verbraucher damals eigentlich goldrichtig – schließlich stimmt der Geschmack und alles andere ist auch nicht zu verachten. Immerhin enthält Bier eine Vielzahl von Inhaltsstoffen. In der folgenden Tabelle sind sie aufgelistet.

INHALTSSTOFFE VON BIER

	Inhaltsstoff	Menge
Grundelemente	Wasser	920,2 g/1000 g
	Kohlenhydrate	28,0 g/l
	Rohprotein	5,0 g/l
	Alkohol	5,07 ml/100 ml
	Kohlendioxid	0,5 g/100 g
Mineralstoffe	Gesamtphosphor	319 mg/l
	Chlorid	174 mg/l
	Kalium	518 mg/l
	Kalzium	35 mg/l
	Natrium	33 mg/l
	Magnesium	98 mg/l
	Sulfat	168 mg/l
	Kupfer	0,10 mg/l
	Mangan	0,16 mg/l
	Zink	0,06 mg/l
	Eisen	0,12 mg/l

INHALTSSTOFFE VON BIER

	Inhaltsstoff	Menge
Vitamine	Thiamin (B1)	29 µg/l
	Riboflavin (B2)	336 µg/l
	Phantothensäure (B3)	1490 µg/l
	Niacin	7738 µg/l
	Pyridoxin (B6)	619 µg/l

Die gesundheitlichen Vorteile von mäßigem Alkoholkonsum sind nicht zu unterschätzen. Sie gewinnen zusätzlich an Bedeutung durch den Ernährungsbericht der deutschen Gesellschaft für Ernährung aus dem Jahr 1996. Demnach besteht in der Altersgruppe von 25 bis 51 Jahren die Energiezufuhr bei Männern zu 6,9 % und bei Frauen zu 3,7 % aus Alkohol. In der Tabelle auf den folgenden Seiten sind die Inhaltsstoffe nach verschiedenen Biersorten aufgeschlüsselt.

Bier und Essen

Heute gehört Bier als Nahrungs- und Genussmittel zu einem reichhaltigen Nahrungsmittelangebot. Als Aperitif regt beispielsweise ein frisch gezapftes Pils Appetit und Verdauung an.

TIPP

● Es ist nicht empfehlenswert Bier auf leeren Magen zu trinken. Die Alkoholaufnahme wird dadurch beschleunigt.

Durch ein Glas Bier, das zu oder nach den Mahlzeiten getrunken wird, vermischt sich der im Magen enthaltene Speisebrei mit Alkohol, der dadurch nur verzögert resorbiert wird. Fett- und eiweißreiche sowie besonders scharfe und stark gewürzte Speisen verzögern die Alkoholaufnahme aus dem Verdauungstrakt besonders intensiv.

INHALTSSTOFFE VERSCHIEDENER BIERSORTEN

BIERSORTEN	Alkoholgehalt	ENERGIE		HAUPTNÄHRSTOFFE							
	Vol.-%	kcal	kJ	Eiweiß (Protein) g	Fett gesamt g	Fett MUT g	Kohlenhydrate verwertbar g	Kohlenhydrate nicht verwertbar (Ballaststoffe) g	Wasser g	Cholesterin mg
Alkoholfreies Schankbier	0,04–0,6	28	119	0,3	0	0	*	*	93,2	0
Altbier	5	43	180	0,5	0	0	*	0	92,1	0
Bockbier, hell, untergärig	7	62	259	0,7	0	0	*	0	88,6	0
Diät-Vollbier	5	33	140	0,4	0	0	*	0	94,4	0
Doppelbockbier, dunkel	8	69	289	0,8	0	0	*	0	87,2	0
Exportbier, hell	5	47	195	0,5	0	0	*	0	91,5	0
Kölsch	5	42	176	0,4	0	0	*	0	92,4	0
Lagerbier (Vollbier, hell)	5	43	178	0,5	0	0	*	0	92,2	0
Leichtbier, untergärig	2,5–3,0	27	113	0,4	0	0	2,0	0	94,4	0
Malzbier	0,04–0,6	48	199	0,4	0	0	*	0	88,4	0
Pilsener Lagerbier	10–12	43	179	0,5	0	0	3,1	0	92,0	0
Weizenvollbier, hefefrei	5	46	190	0,5	0	0	*	0	91,6	0
Weizenvollbier, hefehaltig	5	46	190	0,5	0	0	*	0	91,7	0

INHALTSSTOFFE VERSCHIEDENER BIERSORTEN

BIERSORTEN	MINERALSTOFFE							VITAMINE						
	Na	K	Ca	P	Mg	Fe	Fl	A	E	B1	B2	Niacin	B6	C
	mg	mg	mg	mg	mg	mg	mg	mg	mg	mg	mg	mg	mg	mg
Alkoholfreies Schankbier	3	40	5	20	7	+	+	0	0	+	0,02	0,62	*	0
Altbier	*	49	4	29	11	+	+	0	0	+	0,05	0,76	*	0
Bockbier, hell, untergärig	3	72	4	50	12	+	+	0	0	+	0,04	1,27	*	0
Diät-Vollbier	4	45	4	31	10	+	+	0	0	+	0,03	0,71	*	0
Doppelbockbier, dunkel	2	79	3	51	13	+	+	0	0	+	0,06	1,40	*	0
Exportbier, hell	2	51	3	36	10	+	+	0	0	+	0,04	0,95	*	0
Kölsch	6	48	4	26	9	+	+	0	0	+	0,03	0,78	*	0
Lagerbier (Vollbier, hell)	2	46	2	32	8	+	+	0	0	+	0,03	0,91	*	0
Leichtbier, untergärig	2	34	4	25	8	+	+	0	0	+	0,02	0,70	*	0
Malzbier	7	27	4	17	7	0,1	+	0	0	+	0,03	0,53	+	0
Pilsener Lagerbier	3	50	4	31	10	+	+	0	0	+	0,03	0,79	*	0
Weizenvollbier, hefefrei	3	49	3	31	10	+	+	0	0	+	0,04	0,83	0,06	0
Weizenvollbier, hefehaltig	2	44	3	32	8	+	+	0	0	+	0,04	0,73	*	0

MUT = mehrfach ungesättigte Fettsäuren   * = Keine Daten vorhanden   + = in Spuren vorhanden

Na = Natrium   K = Kalium   Ca = Kalzium   P = Phosphor   Mg = Magnesium   Fe = Eisen   Fl = Fluor

Angaben nach: Prof. Dr. A. Piendl, Freising-Weihenstephan, in:

Prof. Dr. I. Elmadfa et al., Die große GU-Nährwert-Kalorien-Tabelle, Neuauflage 1998/99, S. 54–55, © Gräfe und Unzer Verlag

Bier ist übrigens sehr leicht verdaulich, weil seine Nährstoffe durch Mälzen und Brauen auf eine natürliche Weise aufbereitet sind. Sie können vom Körper sofort aufgenommen werden – ohne ihn zu belasten.

Gibt es einen Bierbauch?

Endlich ist es bewiesen: Bier macht nicht dick. Wissenschaftliche Untersuchungen haben endgültig mit dem Vorurteil aufgeräumt, dass der Bierkonsum auch zum Bierbauch führt.

Bei moderatem Bierkonsum bleibt das Gewicht konstant, manchmal wird es sogar vermindert. Ein Liter Bier enthält nämlich nur 400 bis 500 Kalorien! Bleibt die Gesamt-Energiezufuhr konstant, ändert sich das Körpergewicht nicht.

Außerdem enthält Bier praktisch kein Kochsalz und fördert die Gewebeentwässerung sowie die Kochsalzausscheidung. Zudem führt mäßiger Bierkonsum nach den neusten Forschungsergebnissen zu einer anderen Körperkomposition, da Alkohol den Fettstoffwechsel hemmt. Die Folge ist ein verminderter Fettanteil.

Der Einfluss von Bier auf das Gewicht ist abhängig von

● der Art des zugeführten Alkohols,
● der Menge und Häufigkeit des Konsums,
● der Aufnahme von fester Nahrung während des Alkoholkonsums.

So beeinflusst Bier, das während einer Mahlzeit getrunken wird, das Gewicht weniger als unabhängig vom Essen verzehrter Alkohol.

Aber Vorsicht: Bier macht zwar nicht dick, aber es regt den Appetit an! Und Bier fördert die Verträglichkeit der Speisen und erhöht somit auch die Nahrungszufuhr. Ist das Essen sehr fett und hochkalorisch, kann daraus Dickleibigkeit resultieren.

Fazit: Bier an sich beeinflusst das Körpergewicht nicht. Im Vergleich zu anderen Getränken ist Bier sogar kalorienarm: Ein 0,2-l-Glas hat nur etwa 80 Kalorien – das können nur Mineralwasser, Diätlimonaden sowie Kaffee und Tee ohne Milch und Zucker unterbieten. Hier die Brennwerte auf einen Blick:

BRENNWERTE VERSCHIEDENER GETRÄNKE

Getränk	Brennwert
100 g Lagerbier	180 kJ
100 g Weißwein	330 kJ
100 g Vollmilch	275 kJ
100 g Sekt	305 kJ

TIPP

Wer sich gesund ernähren möchte, braucht auf Bier nicht zu verzichten. Ernährungsbewusste Genießer sollten aber das rechte Maß beibehalten – beim Essen und beim Trinken!

Das Vorurteil vom Bierbauch ist annähernd 100 Jahre alt. Es stammt aus einer Zeit, in der der hohe Bierkonsum im Zusammenhang mit anderen Ess- und Lebensgewohnheiten stand. In Wirklichkeit sind hochkalorische und sehr fette Speisen die Verursacher des Übergewichts. Hinzu kommt, dass der Gerstensaft die Verträglichkeit und nicht zuletzt auch die Freude am Essen erhöht. Gibt man dieser Versuchung nach, nehmen dann natürlich auch die Nahrungszufuhr und schließlich das Gewicht zu.

Bier und Diäten

Mäßiger Biergenuss kann durchaus eine Diät ergänzen und bereichern. Der Erfolg einer Diät kann sich trotzdem einstellen, da Bier
- streng natriumarm,
- eiweißarm,
- fett- bzw. cholesterinfrei und
- kohlenhydratarm (Diätbier) ist.

Menschen, die aus gesundheitlichen Gründen eine natrium-, eiweiß-, fett- und/oder cholesterinarme Kost einhalten sollen, kann ein maßvoller Bierkonsum mit gutem Gewissen empfohlen werden. In der Regel ist diese Ernährungsform bei hohem Blutdruck und erhöhten Blutfettwerten anzuraten. Darf aus medizinischen Gründen wenig oder kein Alkohol konsumiert werden, bieten sich Light- oder alkoholfreie Biere als Alternative an.

TIPP

● Da viele Diäten sehr eintönig sind, kann der feinherbe, würzige und vollmundige Biergeschmack einen willkommenen Ausgleich darstellen.

Besonders geeignet ist Bier übrigens zur Ergänzung einer eiweißarmen Diät. Der Gerstensaft ist zwar eiweißarm, er enthält aber alle essenziellen und viele nicht-essenzielle Aminosäuren.

Diätbier

Natürlich enthält Bier Kohlenhydrate. Da Diabetiker dies berücksichtigen müssen, wird eigens für sie Diätbier gebraut. Es hat einen ausgeprägten Pils-Charakter und wird daher auch als Diätpils angeboten. Diätbiere sind stark gehopft und schmecken betont hopfenbitter. Sie gelten als Vollbiere und werden streng nach dem deutschen Reinheitsgebot hergestellt. Der Stammwürzegehalt liegt bei 11,3 % – also an der unteren Grenze für Vollbier. Der Anteil an Kohlenhydraten darf gemäß den Vorschriften nicht mehr als 0,75 % betragen, während ein herkömmliches Vollbier auf 3 % kommt. Vier Liter Diätbier enthalten so viele Kohlenhydrate wie ein einziges Brötchen.
Allerdings sind Diätbiere hochprozentig. Der Alkoholgehalt beträgt immerhin bis zu 4,8 %. Er ist deshalb so hoch, weil bei der Herstellung versucht wird den hochkalorischen Malzzucker ganz in Alkohol und Kohlensäure zu vergären. Allerdings sind mittlerweile auch Diätbiere mit einem Alkoholgehalt von 3,7 % auf dem Markt.

Die sportliche Note

Bier besteht in erster Linie aus Wasser. Und aus genau diesem Grund eignet es sich hervorragend zum Flüssigkeitsausgleich nach Dauerleistungen. Das hat auch die Sportmedizin erkannt. Ein amerikanischer Herzwissenschaftler hat herausgefunden, dass Bier nach Langstreckenläufen verlorene Körperflüssigkeit und Energie auf ideale Weise ersetzt, vor allem weil es wichtige Mineralstoffe und Spurenelemente enthält. Außerdem steigert Bier die Lungentätigkeit, wie Professor Gulpin aus Frankreich schon vor Jahren herausgefunden hat. Die beiden italienischen Ärzte Antonelli und Romano sind zu dem Ergebnis gekommen, dass ein Liter Bier pro Tag Leistung, Konzentration sowie Reaktion steigert und obendrein noch die Muskeln stärkt. Mit anderen Worten: Bier bringt den Körper auf Touren!

Übrigens hat alkoholfreies Bier denselben osmotischen Druck wie Blut. Das bedeutet, dass die Inhaltsstoffe des Bieres direkt ins Blut gelangen. Deshalb kann sich alkoholfreies Bier mit anderen isotonischen Drinks durchaus messen. Es ist ein optimales und natürliches Sportlergetränk. Experten empfahlen während des letzten Diskussionsforums „Bier und Gesundheit" im Juni 1997 für Sportler einen Bierkonsum von einem halben Liter vor dem Schlafengehen.

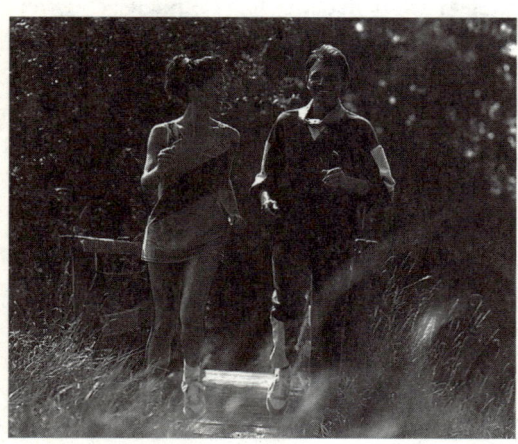

Fitness und Bier – kein Gegensatz

Purer Genuss

Bier ist nicht nur gesund. Es versetzt auch in die schon fast sprich-wörtliche Bierlaune – und das schon seit Jahrtausenden in fast allen Kulturen. Wo heute Geselligkeit angesagt ist, darf Bier nicht fehlen. Aber wie verträgt sich das beliebte Gebräu mit anderen Genussmitteln? Und wie kommen Bier und Medikamente miteinander aus? Diese Fragen werden im Folgenden beantwortet.

Bier und Kaffee

Die Meinung, ein starker Kaffee oder ein doppelter Espresso könnten nach einem Bierexzess den Alkoholabbau beschleunigen, ist falsch. Besonders Autofahrer hegen diesen frommen Wunsch. Aber es gibt leider weder Medikamente noch andere Maßnahmen, die den Abbau des Blutalkoholspiegels beschleunigen können.
Eine gesunde Leber kann pro Stunde 0,15 Promille Alkohol abbauen. Individuelle Unterschiede spielen dabei eine wichtige Rolle. Alkoholabstinenzler bauen beispielsweise Alkohol viel langsamer ab als Personen, die regelmäßig zum Glas greifen.

Bier und Rauchen

Starkes Rauchen und Biertrinken vertragen sich nicht! Die häufigste Folge sind Kopfschmerzen – das gilt übrigens auch für das Passivrauchen. Wer also sein Bier wirklich genießen möchte ohne eine Katerstimmung zu riskieren, sollte dies in rauchfreier Atmosphäre tun. Außerdem werden Geruchs- und Geschmackssinn durch Nikotin, Teerstoffe und Rauch beeinträchtigt. Purer Trinkgenuss ist dann nicht mehr möglich. Und die Bierlaune hat dann nur allzu häufig unangenehme Folgen ...

Bier auf Wein

„Bier auf Wein, das lass sein; Wein auf Bier, das rat' ich dir." Seit Generationen macht dieser Spruch die Runde und fast genau so lange stiftet er Verwirrung. Dabei entbehrt er jeglicher wissenschaftlicher und ernährungsphysiologischer Grundlage. Es ist überhaupt kein Problem nach ein oder zwei erfrischenden Bieren zum Weintrinken überzugehen. Ebenso ohne Folgen bleibt der Genuss eines frisch gezapften Bieres nach einer Weinprobe. Schließlich heißt es auch: „Bier auf Wein, das ist fein."

Katerstimmung

Katerstimmung nach Biergenuss muss nicht sein. Die häufigste Ursache für Kopfschmerzen sind starkes Rauchen, Biertrinken auf nüchternen Magen und übermäßiger Konsum. Manche Menschen reagieren außerdem empfindlich auf das Durcheinandertrinken von Bier und hochprozentigen Alkoholika, beispielsweise das beliebte „Kurz-Lang".
In seltenen Fällen liegen folgende Katerursachen vor:
● Gastritis (Übersäuerung des Magens),
● Alkoholunverträglichkeit (Mangel des Enzyms ADH),
● Alkoholallergie (sehr selten).

Allergien

Es gibt sie – die Bierallergie! Allerdings ist sie eine echte Rarität. In diesen sehr seltenen Fällen handelt es sich um allergische Reaktionen vom Soforttyp, die mit Schnupfen, verstopfter Nase und Augenbrennen verbunden sind. Die Symptome ähneln denen des Heuschnupfens. Eine Bierallergie kann aber auch als Nesselsucht (Kontakturtikaria) auftreten.

Sie richtet sich in der Regel gegen Malz, manchmal allerdings auch gegen Bierhefe. Ebenfalls Reaktionen zeigen Weizen- und Gerste-Allergiker. Von der eigentlichen Bierallergie müssen allergieähnliche Reaktionen unterschieden werden, die meist nach der Einnahme eines Medikamentes auftreten. Keine so bedeutende Rolle wie beim Weinkonsum spielt in diesem Zusammenhang das Gewebehormon Histamin. Auslösender Faktor für allergieähnliche Reaktionen kann Tyramin sein, das auch in alkoholfreiem Bier vorkommt. Als weitere Cofaktoren kommen verschiedene Zusätze oder Verunreinigungen, z.b. Sulfite, Papain, Formaldehyd, Nickel oder Schimmelpilze, infrage. In diesen Fällen liegt keine Bierallergie vor.

Alkohol in Arzneimitteln

Für die Herstellung von Arzneimitteln aus Naturstoffen ist Alkohol häufig ein unentbehrliches Hilfsmittel. Alkohol löst alle wirksamen Bestandteile aus den Pflanzen, verbessert die Aufnahmefähigkeit dieser Wirkstoffe über die Schleimhäute und ist gleichzeitig ein natürliches Stabilisierungs- und Konservierungsmittel.

Außerdem ist Alkohol gut wasserlöslich und kristallisiert obendrein Harze, ätherische Öle, Wachse, Fette, Fettsäuren und zahlreiche andere Substanzen heraus. In der Homöopathie und in der Phytotherapie sind alkoholische Zubereitungen aus den genannten Gründen in der Regel unverzichtbar.

Der Alkohol in Arzneimitteln wird bei Anwendung gemäß der Bestimmung innerhalb weniger Minuten vom Körper aufgenommen und abgebaut. Aus ärztlicher Sicht ist eine Verabreichung deshalb ohne Bedeutung – das gilt auch für die Teilnahme am Straßenverkehr. Bei der Behandlung von Kindern mit diesen Medikamenten wird die Dosis entsprechend verringert. Allerdings kann aufgrund der kindlichen Stoffwechselsituation – beispielsweise unterschiedliche Enzymaktivitäten – der Alkoholabbau langsamer vonstatten gehen. Dennoch können Medikamente mit einem gewissen Alkoholgehalt in der Kinderheilkunde ohne Bedenken eingesetzt werden.

Berücksichtigt werden muss außerdem, dass Alkohol auch in verschiedenen Lebensmitteln enthalten ist. Hier einige Beispiele:

ALKOHOL IN NAHRUNGSMITTELN	
Nahrungsmittel	Alkoholgehalt
Sauerkraut	0,2–0,8 Vol.-%
Mischbrot	0,2–0,4 Vol.-%
Essig	0,3 Vol.-%
Ochsenschwanzsuppe mit Rotwein	0,41 Vol.-%
Speiseeis Jamaica	0,5 Vol.-%
Kefir	0,6 Vol.-%
Königskuchen	0,62 Vol.-%
Karamellriegel mit Rumkrem	0,65 Vol.-%

Alkoholhaltige Arzneimittel sollten bei Risikopatienten wie Alkohol- oder Leberkranken sowie bei Epileptikern nicht verabreicht werden. Und auch wenn bereits mit morphin- und kodeinhaltigen Präparaten behandelt wird, ist die gleichzeitige Einnahme von Alkohol in der geringen Arzneimitteldosierung zu vermeiden. Für alle anderen Patienten, also auch für Kinder, ist die Verabreichung dieser Medikamente ungefährlich. Schließlich wären 3000 Tropfen notwendig um auf den Alkoholgehalt von einem einzigen Bier zu kommen.

Die Meinung, dass sich Bier und manche Medikamente wegen des in ihnen enthaltenen Alkohols nicht vertragen, ist also unbegründet. Der Alkohol aus dem Bier beeinträchtigt auch in der Regel nicht die Wirksamkeit der Medikamente. Umgekehrt können manche Medikamente die Wirkung des Alkohols verstärken und den Alkoholabbau verzögern. Fragen Sie Ihren Arzt, ob Sie sich trotz Medikamenteneinnahme ein Bier genehmigen dürfen.

Maßvoller Konsum

Der Genuss von großen Mengen Alkohol schädigt Leber, Herz, Bauch-speicheldrüse und das Nervensystem. Doch wer sein Bier in Maßen trinkt, kann getrost aufatmen: Moderat genossen hat dieses Getränk aus Hopfen und Malz einen großen gesundheitlichen Nutzen. Allerdings darf das Problem des Alkoholmissbrauchs nicht verharmlost werden. Weltweit warnen die Regierungen davor, zu tief ins Glas zu schauen. Allerdings wird in einigen Ländern mittlerweile neben diesen Warnungen auch auf die Vorteile eines verhaltenen Alkoholkonsums hingewiesen. Um einen entsprechenden Kommentar erweiterten beispielsweise die Amerikaner ihre Ernährungsempfehlungen, die vom Landwirtschaftsministerium herausgegeben werden.

Die britische Regierung setzte eine interministerielle Arbeitsgruppe ein, die sich der Alkoholfrage widmete. Sie wertete alle verfügbaren Studien über die Wirkung von Alkoholgenuss auf die Gesundheit aus. Abschlie-ßend schlug die Arbeitsgruppe in einem Ende 1995 veröffentlichten Be-richt vor, Hinweise über die positive Wirkungsweise von Alkohol mit konkreten Tipps an bestimmte Verbrauchergruppen weiterzugeben. Sie sprach folgende Empfehlungen bzw. Grenzwerte aus:

- ● ein bis zwei Drinks pro Tag mit jeweils 8 g Alkohol sind empfehlens-wert,
- ● drei bis vier Drinks pro Tag sind für Männer unbedenklich,
- ● mehr als drei bis vier Drinks pro Tag gefährden die Gesundheit.

Hier zu Lande wirbt der deutsche Brauerbund bereits seit langem für den maßvollen Bier- und Alkoholkonsum. So hieß der Werbeslogan bereits 1980 „Für das maßvolle Trinken" und nur ein Jahr später ging der Spruch „Wir halten Maß" durch die Medien. 1983 wurde mit „Alles zu seiner Zeit. Und alles in Maßen", 1991 mit „Unser Bier – mit Verstand ge-nießen" geworben. Der deutsche Brauerbund lag damit im Trend der Zeit, denn auch in anderen Ländern äußerten sich die Brauereiverbände ähnlich.

Aber was heißt in Maßen genießen nun konkret? Ein Glas Bier, einen Li-ter oder vielleicht sogar noch mehr pro Tag? Lange Zeit galt ein Wert von

80 g Alkohol pro Tag als durchaus vertretbar. Später legten Experten das Körpergewicht zugrunde. Als oberste Grenze sahen sie einen Konsum von einem Gramm Alkohol pro Kilogramm Körpergewicht pro Tag für einen gesunden, erwachsenen Menschen an.

Heute bedeutet moderater bzw. maßvoller Biergenuss für den Mann einen Verzehr von bis zu 40 g reinen Alkohol pro Tag. Das entspricht bei ca. 5 Vol.-% Alkohol einem Liter Bier. Frauen dürfen bis zu 20 g reinen Alkohol pro Tag in Form von einem halben Liter Bier zu sich nehmen. Übrigens haben Frauen bei gleichem Alkoholkonsum wie Männer einen höheren Blutalkoholspiegel, denn bei ihnen fällt die Aktivität des Enzyms Alkoholdehydrogenase geringer aus. Dieses Enzym hilft beim Abbau des Alkohols. Wissenschaftler gehen außerdem davon aus, dass Frauen deshalb ein größeres Risiko für Organschäden haben als Männer, die die gleichen Alkoholmengen konsumieren.

Im neusten amerikanischen Bericht „Nutrition and Health" wird ein täglicher Verzehr von 30 ml bzw. 25 g Alkohol als unbedenklich angesehen. Enthalten ist diese Alkoholmenge beispielsweise in 0,7 Litern Vollbier oder in einem Liter Light-Bier. Die deutsche Gesellschaft für Ernährung empfiehlt sogar nur 20 g pro Tag – und das unregelmäßig.

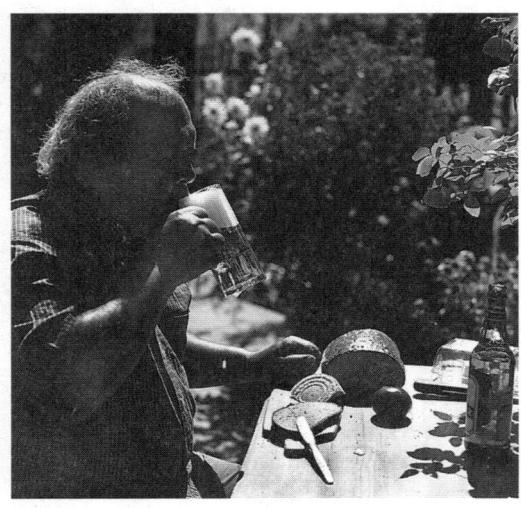

Brotzeit im Biergarten

In der heutigen Zeit müssen Ernährungsweise und Trinkkultur neu überdacht werden. Die traditionelle mediterrane Ernährungsweise könnte auch in unseren Breitengraden als Vorbild dienen. Immerhin kommt es in Frankreich – dem Land der Gänseleber und des Olivenöls – trotz des hohen Verzehrs an ungesättigten Fettsäuren zu relativ wenigen Todesfällen infolge von Herzinfarkten. Eine Tatsache, die mit dem Rotweinkonsum der Franzosen in Verbindung gebracht wird. Grundsätzlich wäre es denkbar das dort übliche Quantum Wein hier zu Lande durch Bier zu ersetzen. Empfehlenswert ist in jedem Fall der Genuss zum Essen.

Die geringere Herzinfarktrate in den mediterranen Ländern kann aber auch mit dem wesentlich stärkeren Verzehr von Olivenöl und dem im Rotwein enthaltenen Resveratrol zusammenhängen (siehe auch Seite 55). Bier ist ebenso wie Wein aus ärztlicher Sicht gesund – natürlich bei einem mäßigen Konsum. Dies ist inzwischen wissenschaftlich untermauert. Doch über nackte Fakten und trockene Theorie hinaus ist eines vielleicht noch viel wichtiger: eine ganzheitliche Lebensphilosophie. So formulierte der deutsche Dichter Novalis im Jahre 1801: „Die Heilkunst müsse über die gemeine Medizin hinauswachsen und zu einer Lebenskunstlehre und Lebensnaturlehre werden, die ein System von vernünftigen, sinnvollen Lebensregeln aufstellt und anmahnt. Jeder Mensch müsse so zu seinem eigenen Mediziner erzogen werden, dass er gesund und mäßig zu leben lernt, seine Ernährung kontrolliert und ein Gleichgewicht von Bewegung und Ruhe einhält, seine Gesundheit nicht aufs Spiel setzt durch Suchtformen aller Art."

Inhaltsstoffe aus medizinischer Sicht

Mit dem Bier ist es wie mit vielen anderen Dingen: Es hat eine angenehme und eine unangenehme Seite. So birgt der tägliche Alkoholkonsum nicht nur Risiken, sondern auch einen nicht zu unterschätzenden positiven Gesundheitsaspekt. Entscheidend ist aber auch hier das richtige Maß!

Für passionierte Biertrinker ist es ohnehin keine Frage: Gerstensaft schmeckt nicht nur gut, er tut auch gut! Und es stimmt tatsächlich, dass dieses Getränk aus Hopfen und Malz das Wohlbefinden positiv beeinflusst. Darüber sind sich mittlerweile auch die Wissenschaftler einig. Mehrere Langzeitstudien haben ergeben, dass ein maßvoller Bier- bzw. Alkoholkonsum der Gesundheit nicht schadet. Im Gegenteil: Er erhöht sogar die Lebenserwartung.

Im Folgenden werden noch einmal die Inhaltsstoffe von Bier aufgezählt und die Auswirkungen auf den Körper genannt.

Stammwürze

Der Hauptbestandteil des Bieres ist die Stammwürze. Auf 100 g Bier kommen 11,8 g Würze. Und aus ihr leiten sich Alkohol-, Extrakt-, Kalorien- und Wassergehalt ab. Unter Stammwürze verstehen Experten den gesamten löslichen Extrakt aus Malz und Hopfen vor der Gärung.

Hopfen

Bier ist das einzige Getränk, das Hopfen enthält. Aufgrund der Bitterstoffe wirkt Hopfen appetitanregend und beruhigend. Innere Ruhe und übermäßige Erregbarkeit werden abgebaut – ohne müde zu machen. Allerdings enthält Hopfen am Ende seines Wachstumsprozesses geringe

Mengen an Östrogen. Doch durch das Trocknen und den Hopfenkochprozess sowie durch die minimale Dosierung ist das fertige Bier quasi östrogenfrei.

Malz

Malz ist die Seele des Bieres. Sein Anteil ist verantwortlich dafür, dass Bier Kohlenhydrate, Eiweißverbindungen, Mineralstoffe, lebenswichtige organische Säuren und Vitamine enthält. Allein 80 % der phenolischen Substanzen des Bieres stammen aus dem Malz. Und diese Substanzen sind es, die im Körper freie Radikale abfangen, die die Entstehung von Krebs fördern können.

Alkohol

Auf 100 g Bier kommen etwa 4 g bzw. 5 ml Alkohol. Die vielen Fassetten dieses Inhaltsstoffes hat Mark Keller, langjähriger Herausgeber des „Journals of Studies on Alcohol", so beschrieben: „Alkohol hat viele Gesichter. Es ist ein Nahrungsmittel, eine Flüssigkeit und ein Kraftstoff – aber auch ein Reinigungs- und schmerzstillendes Mittel, weiterhin ein Anregungs- und Beruhigungsmittel und schließlich ein Mittel, das Wohlbefinden hervorruft, aber auch betäuben und abhängig machen kann."

Wasser

Die durstlöschende Wirkung des Bieres beruht unter anderem auf seinem hohen Wassergehalt und den darin enthaltenen Mineralstoffen. Wasser ist mit etwa 92 g pro 100 g Bier der wichtigste Inhaltsstoff.

Kohlenhydrate

Bier enthält 40 Einzelverbindungen an Kohlenhydraten, die schnell absorbiert und leicht verdaulich sind. Im Vergleich zu anderen kohlenhydrathaltigen Lebensmitteln nimmt Bier eine Mittelstellung ein. Auf einen Liter Bier kommen 28 g des Energie liefernden Brennstoffes.

Eiweiß

Bier ist ein proteinarmes Getränk, enthält aber alle essenziellen Aminosäuren. Auf einen Liter Bier kommen 4,4 g Eiweiß. Der Gerstensaft ist als Nahrungsergänzung zu einer eiweißarmen Diät also hervorragend geeignet.

Vitamine

Bier ist reich an den lebenswichtigen Vitaminen B1, B2, B6 und H (Biotin), die die reinste Nervennahrung sind. So deckt ein Liter Bier schon 35 % des Tagesbedarfs an Vitamin B6, 20 % des Bedarfs an Vitamin B2 und 65 % des Bedarfs an Niacin. Hinzu kommen die Vitamine A, D, E und H. Besonders günstig wirkt sich Niacin aus, das für den Abbau von Zuckerstoffen und Fettsäuren benötigt wird. Insgesamt sind in einem Liter Bier 210 mg Vitamine enthalten.

TIPP

Trinken Sie den letzten hefetrüben Bierrest aus der Flasche oder dem Fass immer aus! Darin enthalten sind jede Menge B-Vitamine.

Mineralstoffe

Ebenfalls im Gerstensaft vorhanden sind über 30 Mineralstoffe und Spurenelemente, die zum größten Teil aus dem Malz stammen. Ein Liter Bier deckt fast die Hälfte des Tagesbedarfs eines Erwachsenen an Magnesium, 40 % an Phosphor und 20 % an Kalium. Bier ist natrium- und kalziumarm sowie kalium- und magnesiumreich.

In einem Projekt der Technischen Universität München wurde festgestellt, dass sich die im Bier enthaltenen Mineralien und Spurenelemente positiv auf Nerven und Muskelkraft, den Elektrolythaushalt, die Aktivierung von Enzymen sowie auf die Hormonsteuerung auswirken. Eisen und Kupfer helfen zudem bei der Blutbildung, durch Kupfer wird der

Stoffwechsel gefördert und durch Magnesium der Herzmuskel gestärkt. Fluor schützt die Zähne vor Karies, Zink trägt zur Insulinbildung in der Bauchspeicheldrüse bei und mithilfe des Mangans kann der menschliche Körper das im Bier vorhandene Vitamin B verwerten. Außerdem ist in jedem kühlen Blonden Phosphorsäure enthalten, die ein Bestandteil der lebensnotwendigen Zellbausteine ist.

Bier, das streng natrium- und kalziumarm ist,
● entwässert den Körper stark,
● wirkt harntreibend,
● beugt Herzerkrankungen vor und
● verhindert die Bildung von Gallensteinen und Harnsteinen.

Frucht- und Milchsäure

In Bier lassen sich 650 mg Frucht- und Milchsäuren pro Liter nachweisen. Die Fruchtsäuren sind besonders gut verdaulich, sie regen die Speichelsekretion sowie die Herzleistung an. Die Milchsäure L-Lactat beeinflusst die Darmflora positiv.

Kohlendioxid

Das im Bier vorhandene Kohlendioxid – auf 100 g Bier kommen ca. 0,5 g – trägt nicht nur zur Erfrischung bei. Es fördert außerdem die Durchblutung der Mundschleimhaut sowie die Speichelbildung, regt die Salzsäurebildung im Magen an, beschleunigt die Entleerung des Magens und fördert die Ausscheidung harnpflichtiger Substanzen. Die Kohlensäure entsteht übrigens auf natürliche Weise beim Gären. Sie baut die Schaumkrone auf, die Biertrinker so schätzen.

Purine

Purine sind Nukleinsäurebausteine, die zu Harnsäure abgebaut werden. Erhöhte Harnsäurewerte können zu Gicht führen. Bier ist jedoch purinarm: In einem Liter Bier sind 130 mg enthalten. Noch weniger Purine als die untergärigen Vollbiere enthalten übrigens Weizenbiere.

Amine

Bier enthält 50 Amine, die die Vorstufen von Hormonen darstellen. In einem Liter Bier sind 70 mg enthalten. Zu den positiven Wirkungen gehören die Anregung der Herztätigkeit, die Erweiterung der Blutgefäße und die Steigerung der Magensaftsekretion. Allerdings können Amine zu Kopfschmerzen und Schlaflosgkeit führen und in Form von Histamin sogar Allergien auslösen. Der Histamingehalt im Bier ist mit 0,35 mg allerdings so gering, dass er nicht ins Gewicht fällt. Schließlich verstecken sich allein in jeder Mahlzeit schon 5 bis 6 mg Histamin.

Ballaststoffe

Der durchschnittliche Konsument verzehrt pro Tag 20 g Ballaststoffe – optimal wären jedoch 30 g. Bier kann deshalb eine sinnvolle Nahrungsergänzung sein, denn in einem Liter Bier sind immerhin 1,5 g enthalten. Ballaststoffe sind auch zur Krebsprophylaxe nützlich.

Polyphenole

In einem Liter Bier sind 153 mg Polyphenole enthalten. Dieser Inhaltsstoff wirkt vorbeugend gegen Herz-Kreislauf-Erkrankungen und Krebs.

Bier – alles andere als ein leeres Getränk

Bier hat ohne Frage eine harntreibende Wirkung. Es wird vermehrt Natrium ausgeschieden und der Blutdruck sinkt. Aber verändert sich dadurch auch der Elektrolythaushalt? Biertrinker können aufatmen: Moderater Biergenuss verursacht keine relevante Ausschwemmung der Elektrolyte. Der so genannte Serumspiegel, der sich aus Kalium, Kalzium und Natrium zusammensetzt, bleibt folglich konstant. Lediglich der Magnesiumspiegel erhöht sich durch den Genuss des Bieres, aber gerade diese Anhebung wirkt sich positiv auf die Gesundheit aus. Schließlich hilft Magnesium in der Regel gegen Krämpfe der Skelettmuskulatur – z.B. Wadenkrämpfe – und wird sowohl zur Vorbeugung als auch zur Behandlung von Herzrhythmusstörungen eingesetzt.

Der Gehalt all dieser Substanzen unterscheidet Bier von den so genannten leeren alkoholischen Getränken. Deshalb ist ein moderater Biergenuss auf jeden Fall besser für die Gesundheit als der Konsum von anderen alkoholischen Getränken ohne diese Inhaltsstoffe.

TIPP

Ob im individuellen Einzelfall ein mäßiger Alkoholkonsum zu empfehlen ist, sollte mit dem behandelnden Arzt besprochen werden!

Insgesamt sind im Bier mehr als 2 000 verschiedene Substanzen enthalten. Und bekanntlich ist das Ganze noch besser als die Summe seiner Einzelbestandteile.

Rotwein – ein besonderer Tropfen?

Mäßiger Alkoholgenuss wirkt der Koronaren Herzkrankheit (KHK) entgegen – auch das ist mittlerweile wissenschaftlich bewiesen. Allerdings wurden die positiven Eigenschaften bislang in erster Linie dem Rotwein zugeschrieben. Dabei ist er keineswegs besser zur Vorbeugung geeignet als Weißwein. Generell scheint die Wirkungsweise in Bezug auf den Herzinfarkt unabhängig von der Art des alkoholischen Getränks zu sein. Entscheidend ist vielmehr der Alkoholgehalt. Allerdings ist der Gehalt an Resveratrol, einer phenolischen Verbindung mit gesundheitsfördernder Wirkung, in Rotwein um das Zehnfache höher als in Weißwein. Auf der anderen Seite enthält Rotwein doppelt so viel Methanol wie der helle Rebsaft. Eine gesundheitliche Gefährdung durch diesen in hoher Konzentration giftigen Stoff besteht jedoch nicht. Weitere Studien haben ergeben, dass Wein der Atherosklerose stärker vorbeugt als Bier.

Blutzucker

Alkohol in Maßen führt zu einem Anstieg des Insulins und zu einem Absinken des Wachstumshormons STH. Diese Hormone, die den Blutzucker regulieren, bewirken eine Senkung des Blutzuckerspiegels, wobei der Normbereich jedoch nicht unterschritten wird. Das Wachstumshormon fördert die Freisetzung von Fettsäuren im Gewebe. Eine verminderte Konzentration dieses Hormons im Blut verringert also die Freisetzung von Fettsäuren, vor allem im Fettgewebe. Dadurch werden den einzelnen Organen weniger Fettsäuren angeboten und die Zuckerverwertung steigt. Außerdem wird durch Bier die Ansprechbarkeit auf Insulin im Gewebe verbessert.

Die verringerte Sterblichkeit an Herz-Kreislauf-Erkrankungen wird zum Teil auf die Verbesserung des Glukosestoffwechsels und der Insulinreaktion zurückgeführt. Somit kommt dem Lieblingsgetränk der Deutschen durch den Einfluss auf den Blutzuckerspiegel eine besondere prophylaktische Bedeutung zu: Das Risiko der Herz-Kreislauf-Erkrankungen sinkt und es besteht kaum eine Gefahr, dass regelmäßige Biertrinker an Diabetes erkranken. Voraussetzung ist natürlich eine ausgewogene Nahrungszufuhr, ein normales Gewicht und eine regelmäßige körperliche Ertüchtigung. Nur in Zusammenhang mit einem gesunden und bewussten Lebensstil kann die gesundheitsförderliche Wirkung des mäßigen Alkoholkonsums zum Tragen kommen.

Herz/Kreislauf

„Ein reiner frischer Gerstensaft gib Herzensmut und Muskelkraft." Diese Bierweisheit darf wörtlich genommen werden, denn das Gebräu hält tatsächlich Herz und Kreislauf in Schwung. So senkt ein maßvoller Genuss nicht nur den Blutdruck, sondern schützt auch vor Herzinfarkt. Zu diesem Ergebnis kamen zahlreiche internationale Studien. Erste sichere Hinweise ergab schon die Sieben-Länder-Studie kurz nach dem Zweiten Weltkrieg. Die vorbeugende Wirkung des Alkohols wurde damals im Zusammenhang mit der „Mittelmeerernährung" untersucht. Im Rahmen dieser Studie stellte sich heraus, dass die Kreter mit einem durchschnittlichen Alkoholkonsum von 15 g pro Tag die geringste Herzinfarktrate aufwiesen.

Anfang 1998 wurde eine Untersuchung des Instituts für Epidemiologie und Sozialmedizin der Universität Münster veröffentlicht, die diese Ergebnisse weiter untermauerte. Als Basis dienten Daten einer Studie der Weltgesundheitsorganisation, die von 1984 bis 1992 im Raum Augsburg durchgeführt wurde. Untersucht wurde die Beziehung zwischen Alkoholaufnahme und koronaren Herzerkrankungen bzw. Gesamtsterblichkeit in einer überwiegend Bier trinkenden Bevölkerung. Besonders genau wurden dabei die Trinkgewohnheiten der Teilnehmer unter die Lupe genommen. Berücksichtigt wurden bei dieser Studie die Daten von 1 071 Männern und 1 013 Frauen im Alter von 45 bis 64 Jahren, die zu Beginn der Analyse keine arteriosklerotischen Herzerkrankungen aufwiesen. Verglichen mit Männern und Frauen, die keinen Alkohol tranken, sank das Herzinfarktrisiko von Personen, die täglich geringe bis mäßige Mengen Alkohol zu sich nahmen. Schlussfolgerung des Instituts war, dass schon der Verzehr von geringen Alkoholmengen eine hemmende Wirkung auf Herzerkrankungen sowie auf die Sterblichkeitsrate hat. Das Herzinfarktrisiko fällt für moderate Biertrinker um 20–40 % niedriger aus. Weit geringer als bei Abstinenzlern ist auch die Anzahl der Todesfälle nach einem Herzinfarkt. Moderater Biergenuss kann demnach als Herzinfarktprophylaxe ohne weiteres das Aspirin ersetzen.

Bezieht man andere Todesursachen mit ein, so zeigt sich, dass Biertrinker länger leben als diejenigen, die strikt auf Alkohol verzichten. Dies gilt aber nur für einen mäßigen Alkoholgenuss. Bei größeren Alkoholmengen steigt die Gesamtsterblichkeit wieder an.

Der Studie des Instituts für Epidemiologie der Universität Münster zufolge wiesen Männer mit einem durchschnittlichen Alkoholkonsum von 20 bis maximal 40 g pro Tag die geringste Gesamtsterblichkeitsrate auf. Diese Menge entspricht einem halben bis einem Liter Bier pro Tag. Bei Frauen bewegt sich dieser Wert bei bis zu 20 g Alkohol pro Tag, also höchstens einem halben Liter Bier.

Heute gilt als bewiesen, dass maßvolle Bierkonsumenten die höchste Lebenserwartung sowie die geringste durch einen Herzinfarkt verursachte

Sterblichkeit haben. Bier entfaltete seine herzschützende Wirkung unabhängig von Alter, Blutdruck, sportlicher Aktivität und Gewicht der Studienteilnehmer.

Die positiven Auswirkungen des Bieres lassen sich auf verschiedene Gründe zurückführen: Beispielsweise hebt Alkohol den Spiegel des guten Cholesterins im Blut um bis zu 10 %. Dieses so genannte HDL-Cholesterin hält die Arterien frei von schädlichen Ablagerungen und die Herzkranzgefäße werden besser durchblutet. Gleichzeitig wird das schlechte LDL-Cholesterin gesenkt. Dadurch kommt es zu einer Verschiebung des Blutfettprofils und damit zu einer Reduzierung der koronaren Herzerkrankungen um 30–60 %. Durch die geringeren Ablagerungen in die Gefäßwände wird auch die Thrombosegefahr deutlich verringert; da die Gefäße weniger verengt sind, sinkt der koronare Gefäßwiderstand während der koronare Blutfluss steigt.

TIPP

Gerstensaft senkt sogar den Risikofaktor Übergewicht! Eine Untersuchung hat ergeben, dass moderate Biertrinker nicht so rasch überflüssige Pfunde ansammeln wie strenge Abstinenzler oder Menschen, die große Mengen Bier konsumieren.

Wissenschaftlich nicht zu widerlegen ist auch, dass Menschen mit mäßigem Alkoholkonsum einen niedrigeren Blutdruck haben als Abstinenzler oder als Menschen mit hohem Alkoholkonsum. Mäßige Mengen Bier beeinflussen vor allem den diastolischen Blutdruck positiv. Dies ist einerseits auf die gefäßerweiternde Wirkung des Alkohols zurückzuführen und andererseits darauf, dass vermehrt Harn und somit auch Natrium ausgeschieden wird. Eine Veränderung der Elektrolytkonzentration im Serum (wässriger Bestandteil des Blutes) tritt nicht auf.

Hier noch einmal die positiven Auswirkungen von Bier bzw. Alkohol auf Herz und Kreislauf auf einen Blick:

- Abfall des koronaren Gefäßwiderstands,
- Anstieg des koronaren Blutflusses,
- Verringerung der Herzarbeit,

- Blutdrucksenkung,
- HDL-Cholesterin-Anstieg,
- LDL-Cholesterin-Senkung,
- Membranstabilisierung und Gefäßschutz durch die Antioxidantien.

Die im Bier enthaltenen Antioxidantien – Phenole, Flavonoide, Querzetin, Catechin – wirken schützend auf das Gefäßbett. Gleichzeitig wird die körpereigene Abwehr erhöht und das Krebsrisiko vermindert.

Hormonsystem

Moderater Bierkonsum führt zu einer Aktivierung körpereigener Hormone. Für Frauen gilt das gelegentliche Bier also als ein wichtiger Garant für einen ausreichenden Östrogenstatus während der Wechseljahre. Hinzu kommt, dass der Gerstensaft Herz-Kreislauf-Erkrankungen vorbeugt. Moderates Biertrinken führt außerdem zu einem Anstieg des Hormons Östradiol und des Verhältnisses von Östradiol zu Testosteron. Die Empfängnis wird durch Alkoholkonsum nicht beeinflusst; auch eine Schädigung der männlichen Samenzellen ist nicht zu befürchten.

Krebs

Moderater Biergenuss erhöht weder das Krebsrisiko noch die Zahl der Todesfälle durch Krebs. Das haben Langzeituntersuchungen an irischen und dänischen Brauereiarbeitern ergeben, die über einen Zeitraum von rund 20 bzw. 25 Jahren durchgeführt wurden. Ganz bewusst wurden Brauereiarbeiter ausgewählt, da sie im Durchschnitt weit mehr Bier tranken als der Rest der Bevölkerung. So konsumierten die dänischen Arbeiter gleich viermal mehr Gerstensaft als die vergleichbare Gruppe. Ihr Alkoholkonsum pro Tag lag im Schnitt bei 77,7 g.
Wissenschaftler gehen sogar davon aus, dass die im Bier enthaltenen Antioxidantien – Phenole, Flavonoide, Querzetin und Catechin – die Krebsgefahr vermindern. So verläuft die Kurve bei den Krebserkrankungen

ähnlich wie die, die Auskunft über die Erkrankungshäufigkeit und Sterblichkeit bei Herzerkrankungen gibt. Demnach haben mäßige Biertrinker das geringste Krebsrisiko, während strenge Abstinenz und Alkoholüberkonsum die Gefahr erhöht an Krebs zu erkranken.

Allerdings gibt es bestimmte Risikogruppen, bei denen schon ein geringer Alkoholkonsum die Krebsgefahr erhöhen kann. Dazu gehören Menschen mit erhöhtem Risiko für Darmkrebs – durch familiäre Belastung, Darmpolypen oder Dickdarmentzündung – sowie Frauen mit erhöhtem Brustkrebsrisiko durch familiäre Belastung oder bestimmte Formen der Brustdrüsenerkrankung. Betroffene sollten nach Möglichkeit ganz auf Alkohol verzichten um ihr individuelles Krebsrisiko nicht noch weiter zu erhöhen. Dasselbe gilt auch für Personen, die bei Alkoholgenuss gleichzeitig rauchen: Diese Kombination vergrößert erheblich die Gefahr, dass sich ein bösartiger Tumor in der Mundhöhle, im Rachen, im Kehlkopf oder in der Speiseröhre bildet.

So berichtete auch Professor Heinz Maier vom Bundeswehrkrankenhaus Ulm Anfang 1998, dass mit zunehmendem Alkoholkonsum das Krebsrisiko steige. Zusätzlich erhöht werde es noch durch gleichzeitigen Tabakgenuss, Mangelernährung und eine erbliche Vorbelastung. Professor Maier bezog sich dabei auf eine Heidelberger Studie, die ähnlich ausfiel wie andere Untersuchungen in Europa und in den USA. Glaubt man dieser Statistik, reicht schon der tägliche Konsum von kleinen Mengen an Alkohol aus um das Krebsrisiko zu erhöhen. Professor Maier führte aus, dass die Gefahr nicht nur für Mundhöhle, Rachen, Speiseröhre und Kehlkopf steige, sondern auch für Leber, Mastdarm sowie Brust. Für den Professor ist Alkohol ein „unabhängiger Risikofaktor". So entspreche es nicht der Wahrheit, dass man beim Alkoholverzehr gleichzeitig rauchen müsse um Krebs zu bekommen.

Ebenfalls diskutiert wird mittlerweile, inwieweit Alkohol auch für Lungenkrebs mitverantwortlich sein kann. Dabei spielt die Art des Alkohols nur eine untergeordnete Rolle. Viel wichtiger ist die täglich konsumierte Alkoholmenge. So ergab eine Studie, dass beispielsweise das Rachenkrebsrisikio bei einem täglichen Alkoholkonsum von mehr als 100 g um mehr als das Hundertfache erhöht ist – im Vergleich zu einem täglichen Alkoholkonsum von weniger als 25 g. Bereits geringe Mengen von täglich 10–40 g reichen laut dieser Untersuchung aus um das Darmkrebsrisiko um das 1,5- bis 3,5-Fache zu erhöhen. Professor Maier und seine Kollegen empfehlen erblich vorbelasteten Menschen – für Krebsentstehung in Mundhöhle, Rachen, Speiseröhre, Kehlkopf und Darm – sowie Frauen mit erhöhtem Brustkrebsrisiko möglichst auf Alkohol zu verzichten.

Im Gegenzug meldeten japanische Wissenschaftler jedoch Ende 1997, dass kleine Bierrationen krankhafte Veränderungen der Erbsubstanz in Salmonellenbakterien verringert hätten. Und auch andere Forscher verwiesen auf die im Bier enthaltenen Polyphenole. Diese chemische Substanz ist auch in zahlreichen Obst- und Gemüsesorten – z.b. Brokkoli, Blumenkohl und Äpfeln, aber auch in grünem Tee – enthalten. Ihr wird ein Antitumor-Effekt zugeschrieben. Der Anteil dieses Stoffes im Bier von 153 mg je Liter ist relativ hoch. Lediglich in Kaffee, Tee und Rotwein kommt sie in vergleichbaren Mengen vor.

Derzeit läuft eine Untersuchung der Saar-Universität und des deutschen Krebsforschungszentrums in Heidelberg um krebsvorbeugende Phenolverbindungen im Bier aufzuspüren. Dafür wird das Bier Schritt für Schritt in seine Bestandteile aufgeteilt und nach jedem Trennvorgang werden die gewonnenen Inhaltsstoffe am Heidelberger Krebsforschungszentrum getestet. Auf diese Weise wird das Bier bis zu hundertmal aufgesplittet und in Laborversuchen auf wirksame Inhaltsstoffe untersucht. Schließlich bleibt als Resultat ein einziger Wirkstoff, die so genannte Reinsubstanz, übrig. Die mit dieser Aufgabe betrauten Biochemiker arbeiten auch an Arzneipflanzen wie Salbei, Rosmarin und Ingwer um krebsvorbeugende Polyphenole aufzuspüren.

Die wissenschaftlichen Untersuchungen zum Zusammenhang von Bier und Krebsrisiko sind also nicht eindeutig. Eindeutig lässt sich sagen, dass bestimmte Risikogruppen Alkohol generell meiden sollten. Gleichzeitiger Alkohol- und Tabakgenuss erhöht das Krebsrisiko. Mäßiger Bierkonsum beeinflusst die Wahrscheinlichkeit an Krebs zu erkranken vermutlich nicht.

Leber

Die Leber von gesunden Erwachsenen wird durch mäßigen Bierkonsum nicht geschädigt. Das trifft auch bei einer gelegentlichen Überschreitung der Toleranzgrenze zu. Die Leber hat eine Entgiftungsfunktion, durch die eine Alkoholbelastung normalerweise gut kompensiert wird. Schäden werden nicht durch den Alkohol selbst, sondern durch ein fehlerhaftes Trinkverhalten verursacht. Hauptsächlichen Einfluss haben Trinkmenge, -häufigkeit und Dauer der Regenerationsphase. Demgegenüber steht der vorteilhafte Effekt eines mäßigen Konsums auf die Gefäßerweiterung. Ursache hierfür ist eine erhöhte arterielle Durchblutung und damit eine verbesserte Sauerstoffversorgung.

Lunge

Mäßiger Bierkonsum führt zu einer Steigerung der Lungenventilation und damit zu einer Beschleunigung der Sauerstoffaufnahme. Den Hopfenbitterstoffen wird eine hemmende Wirkung auf das Bakterienwachstum und die Tuberkuloseentwicklung zugeschrieben. Daher beugt Bier Infekten der Lunge und der Atemwege vor.

Magen-Darm-Trakt

Generell hat Alkohol eine appetitanregende Wirkung, da er automatisch die Speichel- und Fermentabsonderung im Mund und im Magen-Darm-Trakt fördert. Obendrein stimulieren die im Bier enthaltenen Bitter- und Gerbstoffe sowie die Kohlensäure die Magensaftsekretion. Auch diese Stoffe sind also für die Appetitanregung verantwortlich.

Die Hopfenbitterstoffe haben, wie bereits erwähnt, auch eine antibakterielle Wirkung. Derzeit wird untersucht, ob dieser Effekt bei einer durch das Bakterium Helicobacter pylori verursachten Gastritis genutzt werden kann. Die Medical Tribune berichtete in diesem Zusammenhang Anfang 1998 über eine Arbeitsgruppe der Universität Ulm. Sie kam zu dem Er-

Bier regt den Appetit an

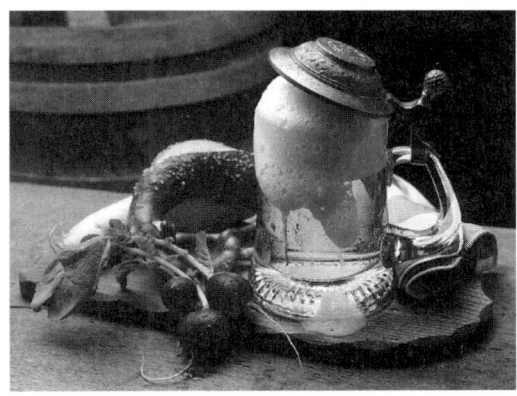

gebnis, dass Alkoholkonsum die Gefahr verringere an einer durch dieses Bakterium verursachten Magenschleimhautentzündung zu erkranken. Die Patienten dieser Praxisstudie, die mehr als 1,5 l Bier oder eine Flasche Wein pro Woche zu sich nahmen, konnten ihr Risiko im Vergleich zu Abstinenzlern auf ein Drittel senken.

Alkohol
● fördert die Verdauung,
● steigert die Resorption von Vitamin B12,
● fördert die Magenmotorik,
● beschleunigt die Aufspaltung von Fett und Eiweiß.

Insbesondere das Aufspalten von Fett und Eiweiß ist wichtig für ältere Menschen mit nachlassender Verdauungsfunktion. Senioren profitieren aber auch von der beruhigenden, harntreibenden und schlaffördernden Eigenschaften des Bieres. Und ihnen kommt zugute, dass der Gerstensaft natriumarm, relativ proteinarm und frei von Fett und Cholesterin ist. Mediziner und Altenforscher haben herausgefunden, dass Bier sogar dem Abbau des alternden Körpers entgegenwirkt.

Und Bier fördert Geselligkeit: In amerikanischen und kanadischen Seniorenheimen wurden beispielsweise mit großem Erfolg so genannte Beerpub Hours eingeführt. Mittlerweile haben auch deutsche Einrichtungen ähnliche Bierzeiten eingeführt.

Niere

Mäßiger Bierkonsum führt über die Gefäßerweiterung zu einer verbesserten Durchblutung. Die harntreibende Wirkung hat außerdem zur Folge, dass vermehrt harnpflichtige Substanzen ausgeschieden werden. So werden nach dem Verzehr von einem Liter Wasser insgesamt 385 Milliliter Urin abgesondert. Bei der gleichen Menge Bier sind es 1 012 Milliliter – also mehr Flüssigkeit als ursprünglich zugeführt wurde. Damit ist Bier das Getränk, das am stärksten harntreibend wirkt.

Dieser Spüleffekt wird vor allem bei Menschen genutzt, die Nierensteine haben. Bislang wurde diesen Patienten der Genuss von Altbier empfohlen. Ratsamer ist jedoch insbesondere bei Harnsäuresteinen alkoholfreies Bier. Es enthält kaum Alkohol, hat 40 % weniger Kalorien und begünstigt die Harnverdünnung.

Aufgrund des niedrigen Puringehaltes (siehe Seite 53) und einem kaum nennenswerten Anstieg der steinbildenden Substanzen im Urin und im Serum, also dem wässrigen Anteil des Blutes, wird alkoholfreies Bier den Steinpatienten ohne Einschränkungen empfohlen.

Psychisches Wohlbefinden

Bier ist die beste Nervennahrung. Durch Hefe und Hopfen enthält es die lebenswichtigen Vitamine B1, B2, B6 und H. Sie verbessern die Konzentrationsfähigkeit, regen den Stoffwechsel an, fördern die Bildung von roten Blutkörperchen und beeinflussen den Herzkreislauf positiv. Entspannt werden aber nicht nur die überreizten Nerven, sondern auch die Muskulatur.

Mäßiges, aber regelmäßiges Biertrinken beugt dem altersbedingten Abbau der Gehirnfunktionen vor. Ältere Menschen, die nicht auf ihr kühles Blondes verzichten, bewahren im Alter ihre geistige Frische länger als Abstinenzler. Die in den amerikanischen und kanadischen Altenheimen eingerichteten Beerpub Hours ergaben außerdem, dass die seelische Ausgeglichenheit verbessert und die zwischenmenschlichen Beziehungen gefördert werden.

Doch was älteren Menschen bekommt, schadet auch den jüngeren nicht. Sie können durch einen mäßigen Bierkonsum psychosozialen Stress wie Angst, Spannung und Aggression abbauen und eine Entspannungsphase einleiten. Der Gerstensaft löst Ängste und Beklemmungsgefühle, verbessert die Erholungsfähigkeit des Organismus und mindert Schlafstörungen. Kein Wunder, dass das Lieblingsgetränk der Deutschen auch der begehrteste Schlaftrunk ist!

TIPP

● **Alkoholüberkonsum über Jahre hinweg führt zu einem Nährstoffmangel der Nervenzellen. Es kann zu einem Vitamin-B1-Mangel sowie zu einer Minderung der intellektuellen Fähigkeiten kommen. Auch hier gilt also Maßhalten.**

Der Hopfen verleiht dem Bier seine einschläfernde Wirkung. Sie wird übrigens noch vergrößert, wenn das Bier erwärmt getrunken wird. Das schmälert zwar den Genuss, aber dafür ist das Ergebnis umso besser. Bier erreicht aber noch etwas anderes: Es verbessert das Lebensgefühl. Beispielsweise ergab eine Umfrage in Deutschland, dass Menschen, die maßvoll mit Alkohol umgehen, sich subjektiv zufriedener und gesunder fühlen als Abstinente oder starke Trinker.

Im Folgenden werden die positiven Auswirkungen des Bier- bzw. Alkoholkonsums auf das Gehirn aufgelistet:

● Steigerung des Lebensgefühls,
● Erhöhung der Schaffenskraft,
● intellektuelle Anregung,
● künstlerische Anregung,
● Fantasieentfaltung,
● Befreiung von Sorgen,
● Entspannung,
● Hebung des Wohlbefindens,
● Kommunikationsverbesserung,
● Lösung von körperlichen und seelischen Missstimmungen (Antidepressivum),

- Euphorisierung,
- bessere Aufnahme äußerer Reize,
- schnellere Reaktion,
- Verlangsamung des altersbedingten Abbaus,
- Erhaltung geistiger Frische,
- verbesserte Sauerstoffversorgung,
- gesteigerte Lebenskraft.

Betont werden muss aber auch an dieser Stelle noch einmal, dass die positiven Auswirkungen nur bei einem mäßigen Bierkonsum zum Tragen kommen.

Übrigens: Wer sich hinters Steuer setzten möchte, verzichtet am besten ganz auf den beliebten Gerstensaft. Zwar macht ein Bier noch nicht betrunken, aber es macht garantiert Lust auf ein zweites. Und das kann im Straßenverkehr gefährlich werden.

Aber keine Sorge: Der Verzicht wird heute leicht gemacht. Alkoholfreie Biere sind eine verantwortungsbewusste Alternative. Hier zu Lande sind mittlerweile mehr als 50 alkoholfreie Biere auf dem Markt und so ist für jeden Geschmack etwas dabei.

Verdauung

Bier ist alles andere als ein leeres Getränk. Mit seinen zahlreichen nichtalkoholischen Nährstoffen ist es ernährungsphysiologisch sehr ausgewogen. So bewirkt Bier eine Anregung der Magensaftsekretion und eine leichte Aktivierung der Gallensaftabsonderung. Der mäßige Konsum des Gerstensafts führt außerdem zu einer Erhöhung der Fermentproduktion der Bauchspeicheldrüse. Und genau das fördert die Verdauung.

Die Fermenterhöhung ist wichtig für

- die Verdauung von Eiweiß,
- die Aufspaltung von Fetten,
- die Aufspaltung von Kohlehydraten.

Moderater Bierkonsum fördert also nicht nur die Durchblutung. Er ist auch verdauungsfördernd und empfiehlt sich daher besonders für Menschen, die keine oder zu wenig Magensäure bilden können oder einen Reizmagen haben. Durch die Anregung der Drüsentätigkeit und die Zunahme der Darmbewegung (Peristaltik) ist der Konsum außerdem ratsam bei einer mangelnden Funktion der Verdauungsorgane sowie bei Verstopfung.

Bier und Schönheit

Haare

Bier macht schön – äußerlich angewendet! Beispielsweise stärkt
Bier glanzloses und brüchiges
Haar. Das Haar erhält neuen
Schwung, sieht gesünder aus und
die Frisur hält länger. Es lohnt
sich durchaus über die äußerliche
Anwendung von Bier nachzuden-
ken, denn nur einem Drittel aller
Bundesbürger ist gesundes Haar
gegeben, alle anderen klagen über
Probleme wie Haarausfall, Spliss
oder Schuppen, häufig verursacht
durch Dauerwellen, Färben, zu
heißes Föhnen, Lockenstäbe und
Haarsprays.
Aber nicht nur äußere Einflüsse,
sondern auch unausgewogene
Ernährung machen dem Körper
und damit auch der Haarpracht
zu schaffen. Dabei bestimmen die
Haare ganz entscheidend das Aussehen eines Menschen. Mit guter
Pflege und einer ausgewogenen
Vollwerternährung können Sie Ihr
Äußeres maßgeblich beeinflussen.

TIPP

Für gesundes Haarwachstum sind
Eiweissbausteine, Mineralstoffe,
Aminosäuren vor allem aus Milch-
produkten, Vitamine, ungesättigte
Fettsäuren und die Spurenelemente Zink, Kobalt, Chrom, Magnesium sowie Kupfer erforderlich.

Nicht jedes in der Werbung ange-
priesene Shampoo hält, was es
verspricht. Entscheidend kommt
es auf natürliche Wirkstoffe wie
beispielsweise Bier, Lezithin, Ei
oder Kräuter an. Vertrauen Sie
aber nicht auf Extrakte aus dem
Naturprodukt, die in den indus-
triell gefertigten Produkten verarbeitet werden. Pur ist auch in diesem Fall mehr.
Shampoos allein sind aber noch
nicht das A und O, da sie sofort
wieder ausgespült werden müssen.
Entscheidend ist ein Pflegekon-
zept, das den natürlichen Schutz
des Haares erhält oder wieder er-
neuert.

Wichtig ist zunächst, dass das Haar nicht öfter gewaschen wird als unbedingt nötig. Nach der Wäsche sollte das Haar unbedingt gründlich gespült werden – dickes Haar mit warmem Wasser, feines und fettiges Haar mit annähernd heißem Wasser. Eine anschließende gründliche Bierspülung tut dem Haar gut. Der Hopfen wirkt beruhigend auf das Haar und verleiht ihm Glanz, Fülle und Festigkeit. Die im Bier enthaltenen Proteine sowie Vitamin B helfen außerdem gegen übermäßige Talgsekretion. Regelmäßige Bierspülungen reduzieren also das Nachfetten des Haares. Es fällt lockerer.

Vanilleshampoo mit Bierspülung

ZUTATEN

- 750 ml destilliertes Wasser
- 50 g weiße Schmierseife
- 10 g Pottasche
- 50 g Vanilletinktur
- 250 ml helles Bier

Das Wasser in einem großen Topf zum Kochen bringen und die Schmierseife hinzufügen. Sobald sie sich aufgelöst hat, die Pottasche dazugeben und die Flüssigkeit etwa 30 Minuten lang kochen. Wenn das Gebräu auf ungefähr einen halben Liter eingekocht ist, vom Herd nehmen, die Vanilletinktur unterrühren und abkühlen lassen. Das Haar mit dem Vanilleshampoo waschen und antrocknen lassen (das Shampoo ist sehr ergiebig). Dann etwa die Hälfte des Bieres ins Haar massieren, ein angewärmtes Handtuch um den Kopf schlingen und die Spülung etwa 15 Minuten einziehen lassen. Das Haar erneut mit Shampoo waschen und das restliche Bier auf das handtuchtrockene Haar geben. Vorsichtig durchkämmen. Das Bier wirkt festigend, ohne dass das Haar unangenehm nach Bier riecht.

Bier-Ei-Packung

ZUTATEN

- 1 Ei
- 40 ml Bier

Das Ei mit dem Bier verquirlen und die Flüssigkeit auf das handtuchtrockene Haar auftragen. Die Packung sollte etwa 20 bis 30 Minuten einwirken. Dazu am besten eine Plastikhaube aufsetzen oder ein angewärmtes Handtuch um den Kopf wickeln. Das verstärkt die Wirkung der Haarkur noch zusätzlich.

Haut

Unser Aussehen hängt wesentlich von der Qualität unserer Nahrung ab. Einseitige Kost belastet das Verdauungssystem und ein überforderter Darm kann die Nährstoffe nicht mehr optimal verwerten. Die Versorgung von Haut, Haaren und Nägeln mit Nährstoffen verschlechtert sich unübersehbar. Haare und Nägel werden leicht brüchig, die Haut sieht müde und abgespannt aus oder sie neigt zu Unreinheiten.

Wichtig für eine gesunde und natürliche Ausstrahlung ist eine ausgewogene Vollwerternährung. Aber auch die richtige Pflege trägt dazu bei, dass wir uns in unserer Haut richtig wohl fühlen. Sehr wirkungsvoll ist beispielsweise die Anwendung von Bierhefe, einem vitaminreichen Nebenprodukt der Bierherstellung. Bierhefe ist innerlich und äußerlich anwendbar, sie hilft gegen unreine Haut und Ak-

ne. Bei regelmäßiger Anwendung verschwinden Hautunreinheiten fast vollständig und ein strahlender Teint kommt zum Vorschein. Wer sehr fettige Haut hat, sollte außerdem jeden Tag zwei Esslöffel Bierhefe über seine Speisen streuen, beispielsweise über Jogurt oder Müsli. Der hohe Eiweiß- und Säuregehalt der Bierhefe verhilft abgespannter Haut zu neuer Frische. Übrigens: Innerlich angewendet kann Bierhefe auch Abhilfe bei Anspannungen und Unruhe schaffen.

Vitalkrem

ZUTATEN

- 1 EL Bierhefeflocken
  1 TL Nährkrem
  etwas Zitronensaft

Die Bierhefe mit der Nährkrem verrühren und einige Spritzer Zitronensaft hinzugeben. Die Zutaten in einem kleinen Döschen verrühren, bis sich die Hefeflocken vollständig aufgelöst haben.

Frischemaske

ZUTATEN

- 4 EL Bierhefeflocken
- 1 TL Honig
- warmes Wasser oder Milch

Die Hefeflocken und den Honig mit dem Wasser oder der Milch zu einem dickflüssigen Brei verrühren. Die Masse mit der Hand oder mit einem sauberen Pinsel auf die Gesichtshaut, den Hals und das Dekolletee auftragen. Etwa 15 Minuten einwirken lassen und dann lauwarm abwaschen. Die Haut anschließend vorsichtig trockentupfen.

Sanftes Peeling

ZUTATEN

- 2 EL Weizenkeimöl
- 1 Eigelb
- 1 TL Bierhefeflocken
- 1 TL Weizenkeime

Das Weizenkeimöl nach und nach in das Eigelb rühren, bis eine glatte Masse entstanden ist. Die Hefeflocken und die Weizenkeime dazugeben. Das Peeling auf das gereinigte Gesicht, den Hals und das Dekolletee auftragen. Sobald die Masse getrocknet ist, langsam abreiben und mit viel warmem Wasser nachspülen. Die Weizenkeime und das Weizenkeimöl sind reich an Vitamin E.

Bierhefemaske mit Honig

ZUTATEN

- 2 EL Pflanzenöl
- 1 TL Honig
- 1 EL Bierhefeflocken

Das Pflanzenöl in einem kochenden Wasserbad erwärmen. Vom Herd nehmen, den Honig darin auflösen und die Bierhefeflocken unterrühren. Die Masse auf Gesicht, Hals und Dekolletee auftragen. Sobald sie getrocknet ist, vorsichtig abreiben und gründlich mit warmem Wasser nachspülen. Da Hefe die Sekretion der Talgdrüsen anregt, kann es zunächst zu verstärkten Hautunreinheiten kommen. Bei regelmäßiger innerlicher und äußerlicher Anwendung von Hefe klingen Entzündungen jedoch bald ab und verschwinden oft vollständig.

Kochrezepte

Bier ist immer ein Genuss – ob pur oder gemixt, eiskalt oder heiss. Und auch zum Verfeinern vieler Gerichte eignet sich der Gerstensaft hervorragend. Mit einem Schuss hellem oder dunklem Bier bekommt z.B. Suppe eine ganz besondere Geschmacksnote, in Kombination mit Käse schmeckt es immer und sogar Desserts können einen Schluck Bier vertragen. Wenn Bier aufgekocht wird, ist Vorsicht angebracht: Es schäumt sehr stark und die Flüssigkeit kocht leicht über.

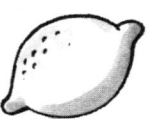

Bierpunsch

ZUTATEN

- 2 cl Sherry dry
- 2 cl Weinbrand
- 2 cl Zitronensaft
- 1 TL Zuckersirup
- 3 Eiswürfel
- 2 EL gestoßenes Eis
- 200 ml helles Bier
- 1 Zitronenscheibe

Für 4 Portionen
ca. 50 kcal pro Portion

Sherry, Weinbrand, Zitronensaft, Zuckersirup und Eiswürfel in einen Shaker geben. Kurz schütteln und in ein mit dem gestoßenen Eis gefülltes Longdrinkglas seihen. Diese Mischung mit dem eiskalten Bier auffüllen und mit der Zitronenscheibe dekorieren.

Heißer Punsch

- 1 l Bier
  6 EL Zucker
  1 Zimtstange
  4 frische Eier
  4 EL Rum

- Für 4 Portionen
  ca. 320 kcal pro Portion

Das Bier mit dem Zucker und
dem Zimt aufkochen. Die Eier
sorgfältig verquirlen und nach
und nach den Rum dazugeben.
Das Bier vom Herd nehmen, die
Zimtstange entfernen und Bier
und Eier mischen. Den Punsch
noch warm servieren.

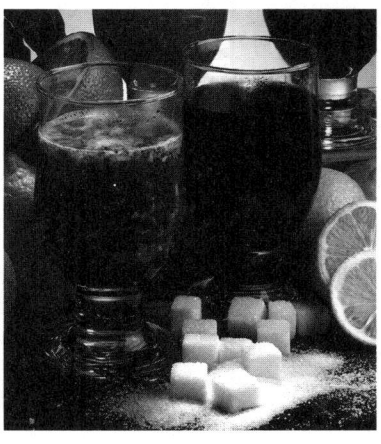

Punsch mit Eiern und Sahne

- 100 ml helles Starkbier
  125 g Zucker
  ½ Zimtstange
  Zitronenschale (unbehandelt)
  250 ml süße Sahne
  250 ml Rum
  3 frische Eigelbe

- Für 4 Portionen
  ca. 520 kcal pro Portion

Das Bier mit dem Zucker, dem
Zimt und der dünn geschnittenen
Zitronenschale aufkochen. Die
Sahne mit dem Rum und den Eigelben aufschlagen und unter
ständigem Rühren in das fast ko-
chende Bier geben. Diese Mischung schaumig schlagen und sofort servieren.

Altbierbowle

- 1 Scheibe Graubrot
  Muskat, frisch gerieben
  Ingwerpulver
  abgeriebene Zitronenschale (unbehandelt)
  50 ml Cognac
  3 Blätter Borretsch
  1 Zweig Pimpinelle
  1 Apfel
  2 l Altbier
  brauner Zucker nach Geschmack

- Für 4 Portionen
  ca. 30 kcal pro Portion

Das Brot rösten, in ein Gefäß geben, mit Muskat, Ingwerpulver und Zitronenschale bestreuen und mit dem Cognac beträufeln. Borretsch, Pimpinelle und den in Scheiben geschnittenen Apfel dazugeben. Alles mit dem Bier übergießen und nach Geschmack mit braunem Zucker süßen. Das Getränk kalt stellen, filtrieren und eiskalt servieren.

Bierkaltschale

- 100 g Rosinen
  100 g Zucker
  100 g Pumpernickel
  1 TL Zimtpulver
  1 l Bier

- Für 4 Portionen
  ca. 320 kcal pro Portion

Die Rosinen mit etwas Zucker in 250 ml Wasser aufkochen und abkühlen lassen. Den Pumpernickel zerreiben, Zimt, den restlichen Zucker und die Rosinen hinzufügen und mit dem Bier auffüllen. Die Flüssigkeit für einige Stunden in den Kühlschrank stellen. Die Bierkaltschale schmeckt besonders an heißen Tagen gut.

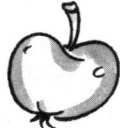

Biersahne

ZUTATEN

- 2 frische Eigelbe
  2 EL Zucker
  600 ml kaltes dunkles Bier
  125 ml kalte Milch
  125 ml kalte süße Sahne
  50 ml Wermut
  geriebene Schokolade

- Für 4 Portionen
  ca. 260 kcal pro Portion

Die Eigelbe mit dem Zucker schaumig schlagen. Bier, Milch, Sahne und Wermut dazumixen. Das Ganze in hohe Gläser füllen und mit Schokolade bestreuen.

Guinnesslikör

ZUTATEN

- 700 ml Guinness
  350 g Zucker
  1 Päckchen Vanillezucker
  500 ml Cognac

- ca. 40 kcal pro Glas (2 cl)

Das Guinness mit dem Zucker etwa 15 Minuten kochen und ab-
kühlen lassen. Den Vanillezucker dazugeben und mit dem Cognac auffüllen. Den Likör in Flaschen füllen und 24 Stunden durchzie-hen lassen.

Englischer Flipp

ZUTATEN

- 1 l Bier
  Zitronenschale (unbehandelt)
  3 Stück Würfelzucker
  1 Zimtstange
  6 frische Eigelbe
  1 Prise frisch geriebener Muskat
  1 TL Puderzucker
  gehacktes Eis

- Für 4 Portionen
  ca. 220 kcal pro Portion

500 ml Bier erhitzen und den an der Zitronenschale abgeriebenen Zucker und den Zimt hinzufügen. Sobald die Flüssigkeit kocht, vom Herd nehmen und das restliche Bier hinzugeben. Die Eigelbe mit dem Muskat und dem Puderzu-cker verquirlen, in das Bier rühren und so lange aufschlagen, bis die Flüssigkeit schäumt. Den Flipp mit gehacktem Eis abkühlen, ab-seihen und eiskalt servieren.

Bier-Chaudeau

ZUTATEN

- 2 frische Eier
  125 ml Weißwein
  500 ml Bier
  1 EL Zucker
  ½ TL Zimtpulver
  1 Stück Zitronenschale
  (unbehandelt)

- Für 4 Portionen
  ca. 120 kcal pro Portion

Die Eier gründlich mit dem Schneebesen verquirlen. Unter ständigem Rühren den Wein, das Bier sowie Zucker, Zimt und Zitronenschale hinzufügen. Die Flüssigkeit stark erhitzen, aber nicht kochen. Die Zitronenschale entfernen und das Bier-Chaudeau noch heiß servieren.

Ginger Ale

ZUTATEN

- 250 g frische, geschälte Ingwerwurzel
  2 Limonen (unbehandelt)
  1 kg Zucker
  15 g Weinsäure
  1 Päckchen Trockenhefe

- Für ca. 4,5 Liter
  ca. 934 kcal pro Liter

Die Ingwerwurzel in eine große Schüssel schaben, die in Scheiben geschnittenen Limonen, den Zucker und die Weinsäure hinzugeben. Die Trockenhefe in einer Tasse Wasser auflösen. 4,5 l Wasser zum Kochen bringen und über die Ingwermischung gießen, etwas abkühlen lassen und dann die Hefe unter die Flüssigkeit mischen. Das Gebräu zugedeckt zwei Tage stehen lassen, anschließend abseihen und in Flaschen füllen.

Warmbier

ZUTATEN

- 500 ml helles Bier
- je eine Prise Zimt, Nelken, Ingwer und Salz
- 3 EL Zucker
- 500 ml Milch
- 3 frische Eier

- Für 4 Portionen
- ca. 240 kcal pro Portion

Das Bier mit den Gewürzen und dem Zucker aufkochen. Die Milch hinzufügen und die Flüssigkeit bis kurz vor dem Kochen erhitzen. Die Eier sorgfältig verquirlen und in die Bier-Milch-Mischung einrühren. Die Flüssigkeit darf nicht kochen! Das Warmbier nochmals abschmecken.

Süße Biersuppe

ZUTATEN

- 750 ml Exportbier
- 50 g Zucker
- ½ TL Zimtpulver
- 1 Prise Salz
- 3 frische Eigelbe
- 150 g saure Sahne (10 % Fett)

- Für 4 Portionen
- ca. 230 kcal pro Portion

Bier, Zucker, Zimt und Salz kurz aufkochen. Die Eigelbe und die saure Sahne verquirlen. Den Topf vom Herd nehmen, die Sahne-Bier-Mischung kräftig unter das heiße Bier schlagen und rühren, bis die Flüssigkeit dicklich wird. Die Suppe kann lauwarm oder kalt serviert werden.

Pikante Biersuppe

ZUTATEN

- 2 große Zwiebeln
  1 Knoblauchzehe
  50 g Bauchspeck, mild geräuchert
  2 Laugenbrezeln vom Vortag
  20 g Butter
  750 ml Fleischbrühe
  250 ml dunkles Bier
  Salz
  Pfeffer aus der Mühle
  1 EL geschnittene Petersilie

- Für 4 Portionen
  ca. 250 kcal pro Portion

Die Zwiebeln und den Knoblauch pellen und fein würfeln. Den Bauchspeck und die Laugenbrezeln in kleine Würfel schneiden. Die Butter in einem Topf aufschäumen lassen, Bauchspeck, Zwiebeln und Knoblauch darin glasig anschwitzen. Die Brezelwürfel hinzufügen und kurz mitrösten. Mit der Fleischbrühe auffüllen und etwa 15 Minuten kochen lassen. Das Bier hinzufügen und weitere 10 Minuten kochen lassen. Die Suppe mit Salz und Pfeffer abschmecken, mit der geschnittenen Petersilie bestreuen und heiß servieren.

Obatzta mit Bier

ZUTATEN

- 1 kleine Zwiebel
  250 g reifer Camembert
  125 g Doppelrahmfrischkäse
  helles oder dunkles Bier
  Salz
  Pfeffer aus der Mühle
  Kümmel

- Für 4 Portionen
  ca. 320 kcal pro Portion

Die Zwiebel pellen und fein würfeln. Den Camembert mit einer Gabel zerdrücken, den Frischkäse hinzufügen, die Masse gut vermengen und die Zwiebelwürfel unterarbeiten. Nun so lange Bier hinzugeben, bis ein gut streichbarer Teig entsteht. Mit Salz, Pfeffer und Kümmel würzen und den Obatzta mit Schwarzbrot oder Laugenbrezeln servieren.

Bratwurst in Dunkelbier

ZUTATEN

2 Zwiebeln
1 EL Schweineschmalz
4 Bratwürste
2 EL Mehl
400 ml dunkles Bier
Salz
Pfeffer aus der Mühle
1 EL geschnittene Petersilie

Für 4 Portionen
ca. 610 kcal pro Portion

Die Zwiebeln pellen und fein würfeln. Das Schmalz in einer Pfanne erhitzen und die Bratwürste darin gut anbraten. Die Zwiebelwürfel dazugeben und glasig anschwitzen. Das Mehl darüber stäuben und mit anschwitzen. Mit dem Bier ablöschen und mit Salz und Pfeffer würzen. Die Pfanne abdecken und die Würstchen etwa 15 Minuten schmoren lassen. Mit der geschnittenen Petersilie bestreuen.
Dazu passen Kartoffelpüree und grüner Salat.

Austernpilze im Bierteig mit Roquefortsauce

ZUTATEN

600 g Austernpilze
Salz
Pfeffer aus der Mühle
2 frische Eier
250 ml Bier
200 g Mehl
150 g Roquefort
100 ml Milch
200 g saure Sahne
1 TL grüne Pfefferkörner
Fett zum Ausbacken

Für 4 Portionen
ca. 560 kcal je Portion

Die Austernpilze putzen und den Stiel herausschneiden. Größere Pilze halbieren. Die Pilze mit Salz und Pfeffer würzen. Die Eier trennen. Aus den Eigelben, dem Bier, dem Mehl und etwas Salz einen Teig rühren und 10 Minuten quellen lassen. Die Eiweiß zu Schnee schlagen und vorsichtig unter den Teig heben. Den Roquefort durch ein Sieb streichen und mit der Milch verrühren. Die saure Sahne dazugeben und alles glatt rühren. Den grünen Pfeffer unterrühren. Die Austernpilze mit einer Gabel durch den Teig ziehen, in dem heißen Fett goldbraun ausbacken und auf Küchenkrepp abtropfen lassen. Die Pilze mit der Roquefortsauce servieren. Dazu passen frisches Stangenweißbrot und Feldsalat.

Kalbsbraten in Biersauce

ZUTATEN

- 1 kg Kalbfleisch aus der Keule oder Schulter
  40 g weißer Speck
  40 g Butter
  Salz
  500 ml dunkles Bier
  500 Kalbsfond
  1 Lorbeerblatt
  2 Gewürznelken
  2 Pimentkörner
  1 EL Mehl
  100 g Crème fraîche
  Muskat, frisch gerieben

- Für 4 Portionen
  ca. 530 kcal pro Portion

Das Kalbfleisch waschen, trockentupfen und mit dem in Streifen

geschnittenen Speck quer zur Faser spicken. Die Butter in einem Bräter aufschäumen lassen und das Fleisch rundherum anbraten und salzen. Das Bier und den Kalbsfond angießen und die Gewürze hinzufügen. Das Fleisch bei geschlossenem Deckel etwa 90 Minuten schmoren, herausnehmen und warm stellen. Die Gewürze aus der Sauce entfernen, das Mehl in etwas Wasser anrühren, zur Sauce geben und aufkochen lassen. Die Crème fraîche in die Sauce einrühren und mit Salz, Pfeffer und Muskat abschmecken. Das Fleisch aufschneiden und die Sauce dazu servieren.
Dazu passen Semmelknödel, Spätzle oder Kartoffelkroketten, Gemüse der Saison oder gemischter Salat.

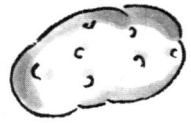
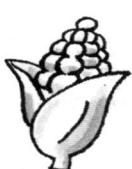

Rindersteaks mit Bier-Zwiebel-Sauce

ZUTATEN

- 2 große Zwiebeln
  2 Knoblauchzehen
  8 Rindersteaks à 100 g
  Salz
  Pfeffer aus der Mühle
  1 EL Mehl
  50 g Butter
  1 EL Paprika edelsüß
  300 ml Bier
  200 ml Fleischbrühe
  2 Lorbeerblätter
  1 Nelke
  50 ml süße Sahne
  1 EL grüne Pfefferkörner

- Für 4 Portionen
  ca. 440 kcal pro Portion

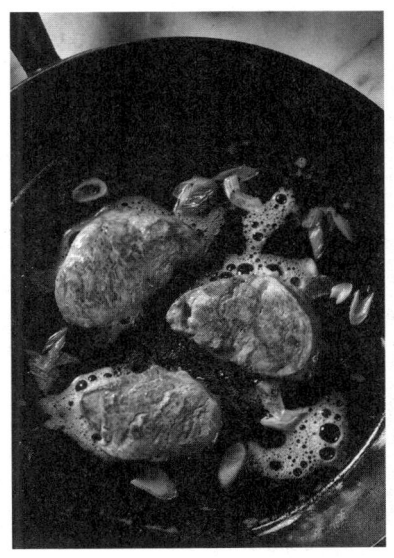

Die Zwiebeln und den Knoblauch pellen und in Streifen schneiden. Die Rindersteaks mit Salz und Pfeffer würzen und mit dem Mehl bestäuben. Das Fleisch portionsweise in der Hälfte der Butter in einem Bräter anbraten, herausnehmen und warm stellen. Den Backofen auf 180 °C vorheizen. Die restliche Butter zum Bratensatz geben und darin Zwiebeln und Knoblauch anbraten. Paprika hinzufügen und kurz mit anschwitzen. Das Ganze mit Bier und Fleischbrühe ablöschen und das Fleisch hineinlegen. Lorbeer und Nelke hinzugeben und im Backofen 45 Minuten bei geschlossenem Deckel und weitere 45 Minuten offen schmoren. Das Fleisch aus der Sauce nehmen, die süße Sahne und die grünen Pfefferkörner in die Sauce geben, nochmals abschmecken und die Sauce zu den Steaks servieren. Dazu passen Kartoffelpüree oder Semmelknödel und gemischter Salat.

Schweinemedaillons mit Bierkruste

ZUTATEN

- 150 g Gerstengraupen
- 300 ml Gemüsebrühe
- 2 frische Eier
- 100 g Mehl
- 50 ml Weizenbier
- 50 ml Milch
- Salz
- Pfeffer aus der Mühle
- 1 kleine Zwiebel
- 600 g Schweinefilet
- Thymian
- 2 EL Pflanzenöl
- 100 ml Weißwein
- 100 ml Kalbsfond
- 150 g Crème fraîche
- 1 EL Zitronensaft
- 1 Prise Zucker

● Für 4 Portionen
ca. 620 kcal pro Portion

Die Gerstengraupen über Nacht einweichen, abgießen und in der Gemüsebrühe etwa 30 Minuten bei milder Hitze garen. Überschüssige Brühe abgießen. Eier, Mehl, Weizenbier und Milch zu einem glatten Teig verrühren und mit Salz und Pfeffer würzen. Die

Zwiebel pellen und fein würfeln. Das Fleisch in 2 cm dicke Scheiben schneiden und mit Salz, Pfeffer und Thymian würzen. Die Fleischscheiben in der Gerste wenden und portionsweise in dem Öl ca. 4 bis 5 Minuten bei mittlerer Hitze braten. Das Fleisch aus der Pfanne nehmen und im Backofen warm halten. Die Zwiebel in dem Bratfett glasig dünsten, Weißwein und Kalbsfond dazugeben und auf die Hälfte einkochen lassen. Die Crème fraîche einrühren und die Sauce mit Salz, Zitronensaft und Zucker abschmecken. Die Sauce zu den Medaillons servieren.
Dazu passen Salzkartoffeln, ein knackiger Salat und natürlich ein kühles Weizen.

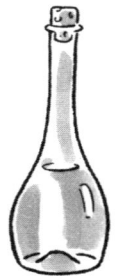

Gebackener Schweine-bauch in Altbiersauce mit Pfifferlingen

ZUTATEN

- 1 kg frischer Schweinebauch
  Salz
  Pfeffer aus der Mühle
  3 große Zwiebeln
  2 Knoblauchzehen
  2 Lorbeerblätter
  1 EL Majoran
  1 EL weiße Pfefferkörner
  1 TL Kümmel
  300 g Pfifferlinge
  5 EL Öl
  800 ml Fleischbrühe
  100 ml Altbier
  dunkler Saucenbinder
  20 g Butter

- Für 4 Portionen
  ca. 840 kcal pro Portion

Den Backofen auf 200 °C vorheizen. Den Schweinebauch kalt abwaschen, mit Küchenkrepp trockentupfen, die Schwarte rautenförmig einschneiden und mit Salz und Pfeffer kräftig würzen. Die Zwiebeln und den Knoblauch pellen und grob würfeln. Die Lorbeerblätter, den Majoran, die weißen Pfefferkörner und den Kümmel mit den Zwiebeln und dem Knoblauch in einer Schüssel mischen. Die Pfifferlinge putzen. Das Öl in einem Bräter erhitzen, den gewürzten Schweinebauch hineinlegen und zuerst mit der Schwarte nach unten im Backofen backen. Nach 20 Minuten das Fleisch wenden und weitere 20 Minuten backen. Die Zwiebel-Gewürz-Mischung dazugeben und kräftig mitrösten. Wenn die Zwiebeln goldbraun sind, mit etwas Fleischbrühe ablöschen und einkochen lassen. Das Fleisch unter ständigem Wenden noch etwa 50 Minuten schmoren. Dabei nach und nach die restliche Fleischbrühe angießen. So erhält die Sauce eine schöne Farbe und einen intensiveren Geschmack. Das Fleisch aus der Sauce nehmen und warm stellen. Die Sauce auf dem Herd einmal aufkochen lassen, das Altbier dazugeben und die Sauce durch ein Sieb in einen Topf passieren. Beim Passieren die verkochten Zwiebeln mit einer Suppenkelle durch das Sieb pressen. Die Sauce nochmals abschmecken und mit dunklem Saucenbinder binden. Die Butter in einer Pfanne aufschäumen lassen und die Pfifferlinge darin unter ständigem Wenden 5 Minuten braten. Die Pfifferlinge mit Salz und Pfeffer würzen und in die Sauce geben. Den Schweinebauch in 8 Scheiben schneiden, auf eine vorgewärmte Platte legen, mit etwas Sauce begießen und die restliche Sauce getrennt dazu reichen. Dazu passen Semmelknödel oder rohe Kartoffelklöße, Bayrisch Kraut oder Rotkraut.

Biergulasch

ZUTATEN

- 3 große Zwiebeln
  2 Karotten
  1 kg durchwachsenes Schweinefleisch (aus der Schulter)
  60 g Schweineschmalz
  Salz
  Pfeffer aus der Mühle
  1 TL Kümmelkörner
  500 ml Gemüsebrühe
  250 ml Bier
  2 Äpfel
  dunkler Saucenbinder

- Für 4 Portionen
  ca. 640 kcal pro Portion

Die Zwiebeln pellen, die Karotten putzen und beides grob würfeln.

Das Fleisch waschen, trockentupfen und in etwa 2,5 cm große Würfel schneiden. Das Schweineschmalz in einem Bräter erhitzen, das Fleisch darin kräftig anbraten, die Zwiebeln und die Karotten hinzufügen und mit anbraten. Alles mit Salz, Pfeffer und Kümmel würzen und mit der Gemüsebrühe und dem Bier auffüllen. Das Gulasch etwa 90 Minuten bei milder Hitze schmoren. Inzwischen die Äpfel schälen, das Kerngehäuse herausschneiden und die Äpfel grob würfeln. Die Äpfel 5 Minuten vor Ende der Garzeit zum Fleisch geben, die Sauce nochmals abschmecken und mit etwas dunklem Saucenbinder binden. Dazu passen Salzkartoffeln oder Kartoffelklöße.

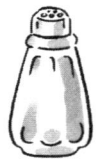

Würstchengulasch

- 2 Zwiebeln
  1 Knoblauchzehe
  4 Tomaten
  2 EL Pflanzenöl
  800 g Wiener Würstchen
  1 EL Paprikamark
  250 ml Bier
  250 ml Fleischbrühe
  Salz
  Pfeffer aus der Mühle
  dunkler Saucenbinder
  2 EL Crème fraîche

- Für 4 Portionen
  ca. 710 kcal pro Portion

Die Zwiebeln und den Knoblauch pellen und fein würfeln. Die Tomaten waschen und und in kleine Würfel schneiden. Die Würstchen in Scheiben schneiden. Das Öl in einem Bräter erhitzen und Zwiebeln und Knoblauch darin anbraten. Die Würstchen hinzugeben und mit anbraten. Das Paprikamark hinzufügen, kurz anrösten, die Tomaten dazugeben und mit Bier und Fleischbrühe auffüllen. Mit Salz und Pfeffer würzen und das Würstchengulasch etwa 30 Minuten schmoren. Das Gulasch mit dunklem Saucenbinder binden und mit der Crème fraîche verfeinern.
Dazu passen Salzkartoffeln, Nudeln oder Reis.

Rindfleischeintopf

- 800 g Rindfleisch aus der Keule
  oder der Schulter
  2 große Zwiebeln
  3 Knoblauchzehen
  2 Karotten
  3 Stangen Bleichsellerie
  1 Stange Lauch
  50 g Pflanzenfett
  1 TL Kümmelkörner
  1 TL getrockneter Thymian
  1 EL Weinessig
  Zucker
  Salz
  Pfeffer aus der Mühle
  500 ml dunkles Bier
  5 mittelgroße Kartoffeln
  1 EL geschnittene Petersilie

- Für 4 Portionen
  ca. 510 kcal pro Portion

Das Rindfleisch waschen, trockentupfen und in etwa 2,5 cm große Würfel schneiden. Die

Zwiebeln und den Knoblauch pellen, Karotten, Bleichsellerie und Lauch putzen und alles grob würfeln. Das Pflanzenfett in einem Bräter erhitzen, das Fleisch kräftig anbraten und herausnehmen. Den Backofen auf 175 °C vorheizen. Zwiebeln, Knoblauch, Karotten, Bleichsellerie und Lauch in dem Bratfett anbraten, das Fleisch wieder hinzugeben, Kümmel und Thymian hinzufügen und mit Essig, Zucker, Salz und Pfeffer kräftig würzen. Das Bier angießen und den Eintopf im Backofen bei geschlossenem Deckel etwa 90 Minuten schmoren. Inzwischen die Kartoffeln schälen, waschen und achteln. Die Kartoffelstücke zum Eintof geben und weitere 30 Minuten schmoren. Den Eintopf nochmals abschmecken, mit der Petersilie bestreuen und servieren.

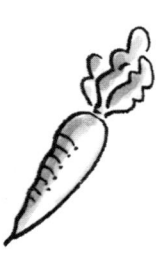

Lammkeule mit Malzbier

ZUTATEN

2 kg Lammkeule mit Knochen
4 Nelken
2 TL Wacholderbeeren
schwarzer Pfeffer aus der Mühle
1 TL Zimtpulver
100 ml Olivenöl
2 Zwiebeln
2 Karotten
Salz
400 ml Malzbier
300 ml Fleischbrühe
dunkler Saucenbinder nach Belieben

Für 4 Portionen
ca. 790 kcal pro Portion

Das Fleisch kalt abwaschen, trockentupfen, mehrmals leicht einschneiden und mit den Nelken und den Wacholderbeeren spicken. Das Fleisch mit Pfeffer und Zimt würzen und mit Olivenöl bestreichen. Das Fleisch für mindestens 6 Stunden kalt stellen. Die Zwiebeln pellen, die Karotten putzen und beides in Streifen schneiden. Den Backofen auf 180 °C vorheizen. 6 EL Olivenöl

in einem Bräter erhitzen, das Fleisch rundherum kräftig anbraten, salzen, die Zwiebeln und die Karotten hinzufügen und das Lamm im Backofen im geschlossenen Bräter etwa 2 Stunden schmoren. Dabei nach und nach das Malzbier und die Fleischbrühe angießen und das Fleisch ab und zu wenden. Die Lammkeule herausnehmen und in Alufolie verpackt etwa 10 Minuten ruhen lassen. Die Sauce nochmals aufkochen, abschmecken und mit Saucenbinder nach Belieben binden. Das Fleisch aufschneiden und mit der Sauce servieren.
Dazu passen Salzkartoffeln und grüne oder weiße Bohnen.

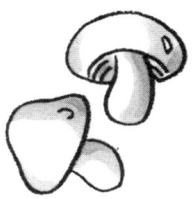

Hähnchengeschnetzeltes mit Champignons

ZUTATEN

750 g Hähnchenbrust ohne Knochen und Haut
1 Zwiebel
250 g Champignons
3 EL Pflanzenöl
100 ml helles Bier
1 TL Paprikapulver edelsüß
250 ml süße Sahne
Salz
Pfeffer aus der Mühle

Für 4 Portionen
ca. 460 kcal pro Portion

Die Hähnchenbrust waschen, trockentupfen und in Streifen schneiden. Die Zwiebel pellen und fein würfeln. Die Champignons putzen und blättrig schneiden. Das Öl in einer Pfanne erhitzen und die Hähnchenbruststreifen darin braun anbraten. Das Fleisch herausnehmen und warm stellen. In dem Bratfett die Zwiebel glasig anschwitzen, die Champignons dazugeben und solange dünsten, bis alle Flüssigkeit verkocht ist. Mit dem Bier ablöschen, die süße Sahne und das

Paprikapulver dazugeben und alles gut 5 Minuten einkochen lassen. Die Sauce mit Salz und Pfeffer abschmecken, das Fleisch wieder hineingeben und noch kurz durchziehen lassen. Dazu passen Reis oder Bandnudeln. Statt der Hähnchenbrust eignet sich auch Putenfleisch.

Karpfen in Biersauce

ZUTATEN

- 2 Zwiebeln
  1 Karotte
  Zitronenschale (unbehandelt)
  1 Karpfen
  Salz
  1 Lorbeerblatt
  1 Nelke
  750 ml dunkles Bier
  100 g Honigkuchen
  20 g Butter
  1 EL Mehl
  Essig
  Pfeffer aus der Mühle
  Zucker

- Für 4 Portionen
  ca. 500 kcal pro Portion

Die Zwiebeln pellen, die Karotte putzen und beides in Scheiben schneiden. Die Zitronenschale grob schneiden. Den Karpfen ausnehmen, waschen, trockentupfen, in Scheiben schneiden und salzen. Zwiebeln, Karotten und Zitronenschale auf dem Boden eines Bräters verteilen. Die Fischstücke darauf setzen und das Lorbeerblatt und die Nelke dazugeben. 500 ml Bier angießen und den Honigkuchen darauf krümeln. Alles zum Kochen bringen und zugedeckt 15 bis 20 Minuten köcheln lassen. In der Zwischenzeit die Butter in einer Pfanne aufschäumen lassen, das Mehl anschwitzen und mit dem restlichen Bier ablöschen. Diese Sauce mit Salz, Pfeffer und Essig abschmecken und in den Bräter geben. Die gegarten Fischstücke herausnehmen und warm halten. Die Sauce durch ein Sieb gießen, nochmals aufkochen, mit Zucker abschmecken und zum Fisch servieren. Dazu passen Salzkartoffeln.

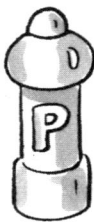

Zwiebel-Bier-Sauce

● 3 Gemüsezwiebeln
  100 g Butter
  1 EL Zucker
  1 EL Mehl
  1 TL Kümmelkörner
  125 ml Fleischbrühe
  125 ml Bier
  Salz
  Pfeffer aus der Mühle
  2 EL Weißweinessig

● Für 4 Portionen
  ca. 270 kcal pro Portion

Die Zwiebeln pellen und in feine Streifen schneiden. Die Butter in einem Topf aufschäumen lassen, den Zucker hinzufügen und hell karamellisieren lassen. Die Zwiebeln dazugeben und anbraten. Das Mehl darüber stäuben, unterrühren und kurz anschwitzen. Den Kümmel hinzufügen und mit der Fleischbrühe und dem Bier ablöschen und die Zwiebeln etwa 15 Minuten köcheln lassen. Dabei ab und zu umrühren. Die Sauce mit Salz, Pfeffer und dem Essig abschmecken. Die Zwiebel-Bier-Sauce schmeckt gut zu Pellkartoffeln.

Bierfondue

● 500 ml helles Bier
  250 ml dunkles Bier
  750 g Cheddar- oder Chesterkäse
  80 g Butter
  4 Spritzer Tabasco
  1 EL Worcerstersauce
  1 TL Mehl
  1 TL Speisestärke
  18 kleine Brötchen
  1 TL scharfer Senf
  2 frische Eier

● Für 4 Portionen
  ca. 1380 kcal pro Portion

Das Bier und 500 ml Wasser, den Käse und die Butter unter ständigem Rühren in einem Fonduetopf erhitzen. Tabasco und Worcestersauce hinzufügen. Mehl und Speisestärke in etwas Wasser anrühren, in die Flüssigkeit geben und aufkochen lassen. Dabei ständig rühren, damit die Käsemasse nicht anbrennt. Die Brötchen vierteln. Senf und Eier verrühren, das Fondue vom Herd nehmen und die Senfeier mit dem Schneebesen hineinschlagen. Diese Masse sofort auf die zerteilten Brötchen gießen.

Bierkrapfen

- 2 frische Eier
  125 g Zucker
  600 g Mehl
  2 Päckchen Backpulver
  1 kg Fett
  500 ml Weißbier
  Puderzucker

- Für 4 Portionen
  ca. 820 kcal pro Portion

Die Eier schaumig rühren, den Zucker und nach und nach Mehl und Backpulver dazugeben. Inzwischen das Fett auf 180 °C erhitzen. Das Bier zu der Mehl-Zucker-Ei-Mischung geben und alles zu einem glatten Teig verarbeiten. Mit einem in Wasser getauchten Löffel Krapfen abstechen und in dem heißen Fett goldbraun ausbacken. Die Krapfen nach dem Abkühlen mit Puderzucker bestäuben.

Apfelküchlein

- 50 g Butterschmalz
  100 g Mehl
  2 frische Eier
  1 Prise Salz
  125 ml Weißbier
  4 säuerliche Äpfel
  50 g Zucker
  1 TL Zimtpulver
  Butterschmalz zum Backen

- Für 4 Portionen
  ca. 340 kcal pro Portion

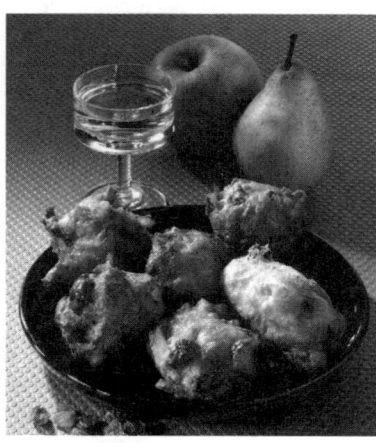

50 g Butterschmalz zerlassen und mit dem Mehl mischen. Nach und nach Eier, Salz und Bier hinzufügen und rühren, bis ein dickflüssiger Teig entsteht. Die Äpfel schälen und in Scheiben schneiden. Die Apfelscheiben in den Teig tauchen und in dem heißen Butterschmalz goldgelb backen.

Die Küchlein zum Abtropfen auf Küchenkrepp legen und mit Zucker und Zimt bestreuen. Dazu passt Vanilleeis.

Bierkuchen

● 250 g weiche Butter
200 g Zucker
1 Päckchen Vanillezucker
4 frische Eier
1 Prise Salz
500 g Mehl
1 Päckchen Backpulver
125 ml helles Bier
je 125 g Rosinen und Sultaninen
50 g fein gehacktes Zitronat
kandierte Kirschen nach Geschmack
Butter für die Form

● Für 4 bis 6 Portionen
ca. 980 pro Portion

Butter, Zucker, Vanillezucker, Eier und Salz schaumig rühren. Das Mehl dazusieben, Backpulver und Bier hinzufügen und rühren, bis ein zähflüssiger Teig entsteht. Rosinen und Sultaninen waschen, gut abtrocknen, in Mehl wenden und mit dem Zitronat und den

Kirschen zum Teig geben. Den Teig in eine gebutterte Kastenform füllen und etwa 90 Minuten bei 180 °C backen.

Ananas-Zabaione

● 100 g Brombeeren oder Himbeeren
60 g Zucker
1 EL Brombeer- oder Kirschlikör
4 Scheiben Ananas
20 g Butter
100 ml Guinness
2 frische Eigelbe

● Für 4 Portionen
ca. 210 kcal pro Portion

Die Brombeeren oder Himbeeren mit 40 g Zucker aufkochen, durch ein Sieb streichen und den Likör dazugeben. Die Ananasscheiben auf beiden Seiten kurz in der Butter anbraten. Für die Zabaione das Guinness, die Eigelbe und den restlichen Zucker über einem Wasserbad dicklich aufschlagen und auf Teller verteilen. Die Ananasscheiben darauf legen und mit der Fruchtsauce verzieren.

Kleines Bier-Abc

Alkoholgehalt
Der Alkoholgehalt des Bieres ist abhängig vom → *Stammwürzegehalt.* Ein Viertel, mitunter sogar ein Drittel der Stammwürze wird durch die → *Gärung* in Alkohol umgewandelt. So weist → *Vollbier* bei einem Stammwürzegehalt von 11–16 % einen Alkoholgehalt von 4,5–5,5 Vol.-% auf.

Altbier
Bei Altbier handelt es sich um ein dunkles Bier. Es wird nach einem traditionellen, also „alten" Verfahren → *obergärig* gebraut.

Bier
Bier ist ein Getränk, das durch die alkoholische Gärung aus → *Hopfen,* → *Hefe,* → *Malz* und Wasser entsteht. Für → *untergärige* Sorten darf nur Gerstenmalz und für → *obergärige* nur Weizen-, Roggen- und Dinkelmalz verwendet werden.

Bierarten
Bierarten werden nach → *ober-* und → *untergärigen* Bieren unterschieden.

Bierausstoß
In der Bundesrepublik Deutschland wurden im Jahre 1992 insgesamt 120 Millionen Hektoliter Bier gebraut.

Biergattungen
Es wird unterschieden in Bier mit niedrigem → *Stammwürzegehalt* (bis 7 %), Schankbier (7–11 %), → *Vollbier* (11–16 %) und Starkbier (über 16 %).

Biersorten
Die bekanntesten Biersorten sind → *Pils,* → *Export,* → *Weizenbier,* → *Alt* und → *Kölsch.*

Bock
Zu Bockbieren gehören → *ober-* und → *untergärige* Biere mit mindestens 16 % → *Stammwürze.* Es gibt helle und dunkle Bockbiere.

Broyhan

Das so genannte Broyhan wurde erstmals 1525 von Cord Broyhan in Hannover gebraut. Es gilt als Vorgänger des *Alt* und wird mit → *Hopfen* und hellem → *Malz* gewürzt. Broyhan wird noch heute von einer Brauerei in Hannover hergestellt, ähnelt aber kaum noch dem Gebräu von damals.

Dampfbier

Dampfbier ist ein → *obergäriges* Bier, das mithilfe von Dampfmaschinen gebraut wurde. Noch heute existiert eine Biermarke, die diesen Namen trägt.

Dinkelbier

Bei Dinkelbier wird Dinkel- statt → *Gerstenmalz* verwendet. Dinkelbier wird mit zunehmendem Gesundheitsbewusstsein immer beliebter, da das Getreide reich an Inhaltsstoffen ist.

Doemens-Technikum

Das Doemens-Technikum bildet Fachleute für Brauwesen und Getränketechnik aus.

Doppelbock

Doppelbock ist ein extrastarkes Bier mit einer → *Stammwürze* von mindestens 18 %.

Dortmunder

Dortmunder ist helles Bier, das → *untergärig* gebraut wird. Dortmunder ist weniger gehopft als → *Pils,* schmeckt aber herber als Münchner.

Einbeck

Einbeck ist die Geburtsstätte des → *Bockbieres.* Es war im Mittelalter bei den Bayernherzögen so beliebt, dass sie den Einbecker Braumeister abwarben.

Eisbock

Bei Eisbock handelt es sich um ein → *Bockbier,* dem durch Gefrieren Wasser entzogen wird. Dieses Verfahren wurde unter anderem in den Vereinigten Staaten als „Ice-Rifing" populär.

Export

Das helle, → *untergärige* Bier hat einen → *Stammwürzegehalt* von mindestens 12 %. Es ist weniger herb als → *Pils.*

Fassbier

Rund 25 % des Bierausstoßes wird in Fässer abgefüllt.

Flaschenbier

In Deutschland wird Bier aus Flaschen und Dosen getrunken.

75 % kommen in dieser Form auf den Markt.

Gärung
Während des Gärprozesses verwandelt → *Hefe* den → *Malzzucker* in *Alkohol* und Kohlensäure.

Gambrinus
Gambrinus ist einer der Schutzpatronen der Brauer.

Gerste
Aufgrund ihres niedrigen Eiweißgehaltes ist zweizeilige Sommergerste ideal zum Brauen. Sie wird durch Keimen und Darren in → *Malz* umgewandelt und erst dann zum Brauen verwendet.

Gose
Gose ist das traditionelle Bier aus Sachsen und Thüringen. Getrunken wird dieses → *obergärige,* sehr helle → *Weizenbier* mit Kümmel oder Johannisbeersaft. Pur schmeckt es leicht säuerlich und erfrischend.

Hansen
Emil Christian Hansen wies die verschiedenen → *Hefesorten* wissenschaftlich nach. Im Jahre 1881 vermehrte er Bierhefen in Reinzucht.

Hefe
Hefe bringt die → *Würze* zur → *Gärung.* → *Obergärige* Hefe setzt sich nach dem Gärvorgang auf der Oberfläche ab, → *untergärige* sammelt sich auf dem Boden.

Hopfen
Hopfen gibt dem Bier erst den typisch herben Geschmack. Außerdem erhöht Hopfen die Haltbarkeit und verhilft der Schaumkrone zur Standfestigkeit.

Inhaltsstoffe
Im Bier enthalten sind Kohlenhydrate, Eiweiß, Kohlensäure, Alkohol, verschiedene Mineralstoffe sowie Vitamine und Wasser. Insgesamt wurden etwa 2 000 verschiedene Substanzen im Bier nachgewiesen.

Jahresbierkonsum
Die Deutschen tranken 1992 pro Kopf 144,2 Liter Bier. Damit lagen sie weltweit an der Spitze.

Jungbier
Bei Jungbier handelt es sich um Bier nach der Hauptgärung. Es wird danach noch vier bis fünf Wochen gelagert.

Kalorien
Bier hat pro Liter ca. 450 Kalorien (1890 kJ), also nicht mehr als die meisten Fruchtsäfte. Allerdings ist der Kaloriengehalt abhängig von der Sorte.

Klosterbrauerei
Die Klöster haben die Braukunst besonders populär gemacht. Im Mittelalter hatte fast jedes Kloster eine eigene Brauerei und später wurde in den Klosterschenken das Bier auch den Gästen serviert.

Kölsch
Kölsch ist ein spritziges → *obergäriges* → *Vollbier,* das nur in Köln und Umgebung gebraut werden darf. Köln ist mit 16 Brauhäusern die Stadt mit den meisten Brauereien weltweit.

Kräusen
Brauer nennen den Schaum, der sich nach Zugabe der → *Hefe* an der Oberfläche bildet, Kräusen. Das Kräusenbier wird nicht gefiltert und ist deshalb hefetrüb.

Läutern
Nach Abschluss des → *Maischvorganges* werden die in Wasser gelösten Extraktteile im Läuterbottich von den → *Trebern* getrennt.

Linde
Carl von Linde ist der Erfinder der Kühlmaschine. Durch seine Erfindung wurde Brauen während des ganzen Jahres möglich.

Märzen
Märzen ist ein → *untergäriges* → *Vollbier,* das vor der Erfindung der Kühlmaschine vor allem im März eingebraut wurde. Der höhere → *Alkoholgehalt* sollte es länger vor dem Verderben schützen. Nach den heißen Sommermonaten wird es noch heute bei großen Veranstaltungen wie z.b. dem Oktoberfest ausgeschenkt.

Maibock
Maibock ist ein Starkbier, das im Frühjahr ausgeschenkt wird. Sein → *Stammwürzegehalt* beträgt mindestens 16 %.

Maische
Der Begriff „Maische" wird von „maischen" abgeleitet und steht für das Mischen von → *Malzschrot* und Wasser. Durch das anschließende Erhitzen der Maische werden die schwer löslichen Bestandteile des Malzschrotes verflüssigt.

Malz

Um → *Gerste* und Weizen zur Bierherstellung verwenden zu können werden sie in Braumalz umgewandelt. Dies geschieht, indem die Körner zum Keimen gebracht und schließlich auf der Darre getrocknet werden.

Malztrunk

Malztrunk ist ein → *obergärig* gebrautes Bier. Die 7-prozentige Malzwürze wird durch Zucker, der mitunter karamellisiert ist, auf einen Extraktanteil von 12–13 % gebracht. Der Malztrunk bekommt durch die Zugabe von Zuckercouleur seine braunschwarze Farbe.

Malzschrot

Malzschrot wird in der Schrotmühle grob zerkleinert. Anschließend wird es eingemaischt.

Mumme

Mumme wurde erstmals im Jahre 1492 von dem gleichnamigen Brauer hergestellt. Es handelt sich hierbei um ein Malzextraktbier, das auch Schwarzbier genannt wird. Es wird noch heute im Braunschweiger Raum gebraut.

Nachgärung

→ *Jungbier* gärt unter Druck in großen Lagertanks nach und reift. Bei diesem Prozess reichert es sich gleichzeitig mit Kohlensäure an.

Obergärig

Obergärige → *Hefe* setzt sich nach Abschluss des Gärprozesses auf der Flüssigkeit ab. → *Alt*, → *Kölsch*, Weiß- oder → *Weizenbier* sowie Berliner Weiße sind Biere, die mit obergäriger Hefe gebraut werden.

Pils (Pilsener)

Bei Pils handelt es sich um ein helles → *Vollbier* mit einem meist kräftigen Hopfengeschmack. Pils ist aber nicht nur eine Sortenbezeichnung, sondern auch eine Brauart. Sie wurde erstmals im Jahre 1842 unter der Regie des bayerischen Braumeisters Josef Groll im böhmischen → *Pilsen* angewendet. Als Zutaten dienten damals wie heute helles → *Malz*, weiches Wasser, aromatischer → *Hopfen* und → *untergärige* → *Hefe*. Pils ist das meistgetrunkene Bier der Bundesrepublik.

Pilsator

Pilsator ist eine ostdeutsche Bierspezialität. Sie ist weniger herb als → *Pils* und weniger malzig.

Pilsen
Pilsen ist eine Stadt in Böhmen.
Hier wurde der berühmteste Bier-
typ der Welt, das → *Pils,* erfunden.

Rauchbier
Bei der Herstellung von Rauchbier wird das → *Malz* über einem
Holzfeuer getrocknet. Durch dieses Verfahren bekommt das Gebräu einen rauchigen Geschmack.

Reinheitsgebot
Das Reinheitsgebot ist die älteste
lebensmittelrechtliche Vorschrift
der Welt. Sie wurde 1516 von den
gemeinsam regierenden Herzögen
Wilhelm IV. und Ludwig I. von
Bayern erlassen und besagt, dass
Bier ausschließlich aus → *Gerste,*
→ *Hopfen* und Wasser gebraut
werden darf. Heute verwenden
Brauereien zusätzlich → *Hefe,* deren Wirkung zu dieser Zeit noch
völlig unbekannt war. Damals ver-
ließ man sich auf die Hefen, die
sich in der Luft befanden.

Roggen
Beim Roggenbier wird, ähnlich
wie beim → *Weizenbier,* statt
→ *Gerstenmalz* Roggenmalz verarbeitet. Roggen ist → *obergärig.*

Seefahrtsbier
Im Bremer Ratskeller wird das
Seefahrtsbier noch heute an jedem
zweiten Freitag im Februar ge-
braut. Dieses sehr malzige Ge-
tränk wird zur so genannten
Schiffermahlzeit gereicht, die
früher am Ende des Winters den
Seeleuten vor dem Auflaufen ihrer
Schiffe zur Stärkung diente.

Spezial
Experten verstehen unter Spezial
die Festbiere, die für ganz bestimmte Anlässe wie z.b. das
Münchner Oktoberfest hergestellt
werden. Ebenfalls sehr populär
sind die Oster- und Weihnachts-
biere, die in der Regel → *untergärig* gebraut werden und kräftiger
schmecken als → *Export.*

Stammwürzegehalt
Unter Stammwürzegehalt verstehen Experten die Menge der aus
dem → *Malz* gelösten Stoffe in der
unvergorenen → *Würze.* Es sind
vor allem Malzzucker, Eiweißstoffe, Vitamine und Aromastoffe. Im
Verlauf des Vergärungsprozesses
(→ *Gärung)* bilden sich aus der
Stammwürze ca. je ein Drittel
Kohlensäure und → *Alkohol.* Zum
Schluss bleibt ein Rest von nicht
vergärbaren Stoffen übrig.

Steinbier

Bei der Herstellung von Steinbier werden Natursteine über einem offenen Feuer erhitzt und in die → *Maische* getaucht. Dadurch karamellisiert der Malzzucker auf der heißen Steinoberfläche. Die Steine werden bei der → *Nachgärung* erneut hinzugegeben. Steinbier hat ein rauchiges Aroma.

Sudhaus

In dem so genannten Sudhaus sind → *Maischen-* und Läuterbottich (→ *Läutern)* sowie Würzepfanne (→ *Würze)* untergebracht.

Treber

Treber sind Malzrückstände (Spelzen), die nach Abfließen der → *Stammwürze* im Läuterbottich (→ *Läutern)* bleiben. Diese Rückstände sind sehr nahrhaft und dienen daher als Viehfutter.

Untergärig

Untergärige → *Hefe* setzt sich nach Abschluss des → *Gärvorganges* auf dem Boden der Flüssigkeit ab. → *Pils,* → *Export,* → *Bock,* → *Doppelbock,* Hell, → *Märzen* und Lager sind Biere, die mit untergäriger Hefe hergestellt werden.

Versuchs- und Lehranstalt für Brauerei (VLB)

Die VLB stellt neben → *Weihenstephan* die bedeutendste Forschungs- und Ausbildungsstätte für das Brauwesen dar. Die Versuchs- und Lehranstalt ist in Berlin beheimatet.

Vollbier

Vollbier weist einen → *Stammwürzegehalt* von 11–16 % auf. Im Jahre 1992 gehörten dazu 96 aller deutschen Biere.

Weihenstephan

Weihenstephan ist die älteste noch existierende Brauerei der Welt. Sie beherbergt außerdem die Fakultät für Brauwesen an der Technischen Universität München. Weihenstephan und die → *Versuchs- und Lehranstalt für Brauerei* sind die bedeutendsten Forschungs- und Ausbildungsstätten auf ihrem Gebiet.

Weizenbier

Dieses → *obergärige* Bier wird auch Weißbier genannt. Für die Herstellung wird neben → *Gersten-* auch Weizenmalz verwendet. Ursprünglich wurde dieses Bier aus der Not geboren, da die Herstellung von Gerstenmalz von den bayerischen Herzögen monopolisiert wurde. Weizenbier gibt es gefiltert. Diese klare Variante ist unter der Bezeichnung Kristallweizen erhältlich. Die ungefilterte, hefetrübe Variante wird Hefeweizen genannt. In vielen Brauereien wird das Weizen direkt nach der Hauptgärung in Flaschen abgefüllt.

Weizenbock
Unter Weizenbock verstehen Experten ein → *Bockbier,* das mit Weizenmalz hergestellt wird. Von dem verwendeten → *Malz* hängt auch die Farbe des Weizenbocks ab. Es ist hell und dunkel erhältlich.

Würze
Alle löslichen Bestandteile, die aus dem *Malz* hervorgegangen sind, werden zusammen mit dem → *Hopfen* in der Würzepfanne gekocht. Durch diesen Prozess erreichen die Brauer Keimfreiheit. Außerdem erzielen sie durch das Einkochen den vorgesehenen → *Stammwürzegehalt.*

(Quelle: Gesellschaft für Öffentlichkeitsarbeit der deutschen Brauwirtschaft)

Literaturverzeichnis

Höllhuber, D./Kaul W.: Die Biere Deutschlands, Verlag Hans Carl, Nürnberg 1993

Hoffmeister, H.: Neue Forschungsergebnisse aus Deutschland: Moderater Bierkonsum und bedeutsame gesundheitliche Auswirkungen, Diskussionsform „Bier und Gesundheit", 12. 6. 1997, Köln

Hlatky, M./Reil, F.: Bierbrauen für jedermann, Leopold Stocker-Verlag, Graz/Stuttgart 1996

Graf von Ingelheim, F. A./Swoboda, I.: Heilen und vorbeugen mit Wein, FALKEN Verlag, Niedernhausen 1996

Jackson, M.: Bier, Hallwag-Verlag, Bern/Stuttgart 1995

Jung, K.: Wein, Genuss und Gesundheit – eine Darstellung aus ärztlicher Sicht, Woschek-Verlag, Mainz 1994

Keul, J.: Gibt es einen Bierbauch? Zur energetischen Verwertung von Bier, Diskussionsforum „Bier und Gesundheit", 12. 6. 1997, Köln

Krause, K.: Bierbrauen, Südwest-Verlag, München 1995

Lohberg, R.: Das große Lexikon vom Bier, VMA-Verlag, Wiesbaden 1991

Lücke, S.: Was trinken wir wirklich?, Ullstein-Verlag, Frankfurt/Berlin 1996

Mathäser, W.: Flüssiges Brot, Hugendubel Verlag, München 1996

Piendl, A.: Physiologische Wirkungen des Alkoholverzehrs, Brauwelt 135 (1995), Seite 2651–2657

Piendl, A.: Und es ist doch gesund: Bier und seine Inhaltsstoffe, Diskussionsforum „Bier und Gesundheit", 12. 6. 1997, Köln

Reuter, A./Reuter, E.: Kleines Alkoholkompendium, Sommer-Verlag, Teningen 1992

Röder, K./Dörr, H. G.: Was Weinfreunde wissen wollen, FALKEN Verlag, Niedernhausen 1995

Schmidt, K.-F.: Bier, Parey Buchverlag, Berlin 1997

Schumann, K.-J.: Deutschland – Deine Biere, Verlag Zabert Sandmann, München 1994

Seidl, C.: Hopfen & Malz, Deuticke-Verlag, Wien 1995

Seidl, C.: Bier, Seehamer-Verlag, Weyarn 1997

Siegel, S. u. a.: Handlexikon der Getränke, Rudolf Traumer Verlag, Linz 1993

Viell, B.: Empfehlungen zum Alkoholkonsum – die ‚britische Position' und ernährungsmedizinische Anmerkungen, Diskussionsforum „Bier und Gesundheit", 12. 6. 1997, Köln

Vollmer, G. u. a.: Lebensmittelführer Teil 2, Georg Thieme-Verlag, Stuttgart/New York 1995

Rezeptverzeichnis

Register

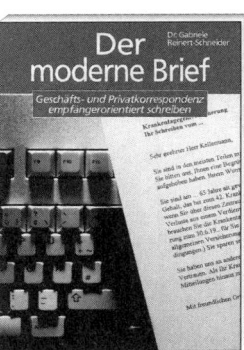

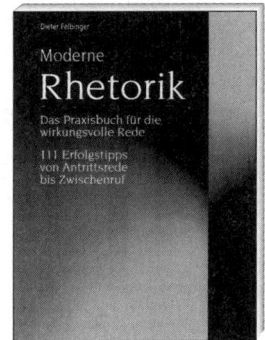

Der moderne Brief

Von G. Reinert-Schneider – 112 S.,
kartoniert
ISBN: 3-8068-1440-6
Preis: DM 14,90

Langweilige Pflichtbriefe an die Verwandt-
schaft müssen ebensowenig sein wie
schwer verständliche Geschäftsbriefe im
Beamtendeutsch. Dieser Ratgeber vermit-
telt das nötige Rüstzeug für wirkungsvolle
Briefe, die beim Empfänger gut ankommen.

Der erfolgreiche Geschäftsbrief

Von G. Reinert-Schneider – 256 S.,
kartoniert
ISBN: 3-8068-2074-0
Preis: DM 29,90

Schriftliche Kommunikation hat großen
Einfluss auf die Beziehung zu Kunden und
Lieferanten, Kollegen und Mitarbeitern.
Je empfängerorientierter ein Schreiben ist,
desto größer sind die Chancen, dass der
Verfasser erreicht, was er möchte.

Briefe und Reden für den Trauerfall

Von U. Wetter – 112 S., kartoniert
ISBN: 3-8068-1789-8
Preis: DM 16,90

Manche Kondolenz bleibt ungeschrieben,
manche Grabrede ungehalten, denn es fällt
schwer, auf individuelles Unglück und per-
sönliche Trauer mit den richtigen Worten
zu reagieren. Allen, die für Beileidsbekun-
dung Anregungen suchen, ist dieser Band
eine verlässliche Orientierung.

Moderne Rhetorik

Von D. Felbinger – 104 S., kartoniert
ISBN: 3-8068-1897-5
Preis: DM 19,90

Ein rhetorisch gewandter, wirkungsvoller
Auftritt ist die Summe aus sicherem
Sprachempfinden, bewusst eingesetzter
Körpersprache und persönlicher Ausstrah-
lung. Dieser Grundlagenband macht den
Leser mit den Bereichen und Instrumenten
der Rhetorik vertraut.

Modernes Redetraining

Von R. Brehler – 120 S., kartoniert
ISBN: 3-8068-1575-5
Preis: DM 19,90

Dieser Ratgeber für fast alle privaten,
öffentlichen und beruflichen Redeanlässe
beschreibt nicht nur das Rüstzeug eines
jeden Redners, sondern auch die Vielzahl
begleitender Faktoren einer wirkungsvollen
Rede wie Artikulation, Blickkontakt, Gestik,
Mimik, Körpersprache, Manuskriptvorberei-
tung, räumliche Gegebenheiten usw.

Das letzte Wort behalten

Von R. Allen – 144 S., kartoniert
ISBN: 3-635-60456-9
Preis: DM 16,90

Obwohl kaum einer gerne streitet, sind
die meisten von uns häufig in verschie-
denste Streitigkeiten verwickelt. Allen
denjenigen, die dabei häufiger als „Ver-
lierer" vom Feld gehen, soll dieses Buch
helfen.

Stand der Preise: 1.2.1999. Änderungen vorbehalten

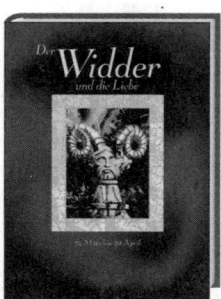

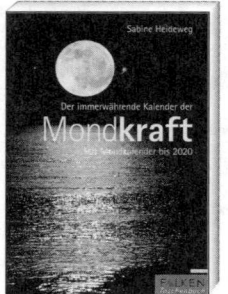

Der Widder und die Liebe
ISBN: 3-8068-1901-7
Die anderen Sternzeichen dieser Reihe:

1902-5	Stier
1903-3	Zwilling
1904-1	Krebs
1905-X	Löwe
1906-8	Jungfrau
1907-6	Waage
1908-4	Skorpion
1909-2	Schütze
1910-6	Steinbock
1911-4	Wassermann
1912-2	Fisch

Liebeshoroskope für Verliebte: Wer mehr über seinen Partner oder die Partnerin erfahren will, bekommt hier das Charakterbild der Erwählten analysiert und die Beziehungschancen dargestellt – einfühlsam, liebevoll und nicht mit astrologischen Begriffen überfrachtet.

Alle Bücher haben 80 Seiten, sind durchgehend vierfarbig, gebunden und kosten **DM 14,90.**

Liebes-Horoskop
Von W. Noé – 120 S., kartoniert
ISBN: 3-635-60297-3
Preis: DM 12,90

Die Sterne prägen die erotische Anziehung und sie können der Schlüssel zu tieferer Einsicht in Bezug auf sexuelle Bedürfnisse und Vorlieben sein. Dieser astrologische Ratgeber zeigt Ihnen den Weg zu einer befriedigenden und erfüllten Partnerschaft. Finden Sie heraus, bei welcher Sternzeichenkombination prickelnde Erotik sich von selbst einstellt und bei welcher mehr Verständnis und Toleranz nötig sind.

Der immerwährende Kalender der Mondkraft
Von S. Heideweg – 160 S., kartoniert
ISBN: 3-635-60301-5
Preis: DM 14,90

Die Kraft des Mondes wirkt und hilft. Wie Sie davon im täglichen Leben am besten profitieren, verrät Ihnen dieser Ratgeber.

Kraft der Sonne, Kraft des Mondes
Von S. Heideweg – 208 S., kartoniert
ISBN: 3-635-68009-5
Preis: DM 29,90

Im Einklang mit Sonne und Mond leben – Dieser astrologische Ratgeber bietet eine umfassende Orientierungshilfe für die Zeitplanung mit den kosmischen Kräften im Alltag.

Chinesisches Horoskop
Von G. Haddenbach – 88 S., kartoniert
ISBN: 3-635-60006-7
Preis: DM 9,90

Im uralten chinesischen Horoskop steht jedes Jahr unter dem Zeichen eines von insgesamt 12 Tieren, die Charakter und Schicksal des Menschen beeinflussen. In diesem Buch finden Sie Antworten zu Charakter, Liebe und Schicksal.

Die 12 Sternzeichen
Von G. Haddenbach – 144 S., kartoniert
ISBN: 3-635-60032-6
Preis: DM 12,90

Es gibt eine Verbindung zwischen Ihrem Charakter und den Gestirnen. Überprüfen Sie mit diesem Ratgeber, inwiefern die Ihrem Sternzeichen zugeschriebenen Eigenschaften auf Sie persönlich zutreffen.

Stand der Preise: 1.2.1999. Änderungen vorbehalten

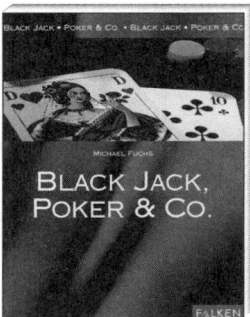

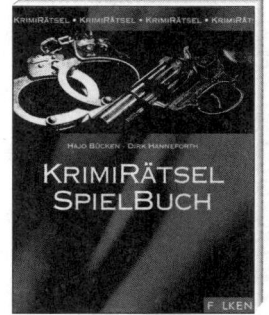

Black Jack, Poker & Co.
Von M. Fuchs – 80 S., kartoniert
ISBN: 3-8068-2049-X
Preis: DM 16,90

Bridge für Einsteiger
Von B. Ludewig – 104 S., kartoniert
ISBN: 3-8068-1691-3
Preis: DM 16,90

Mühle, Dame, Halma
Von T. Hartogh – 96 S., kartoniert
ISBN: 3-8068-2050-3
Preis: DM 16,90

Schach für Einsteiger
Von E. Heyken – 128 S., kartoniert
ISBN: 3-8068-1724-3
Preis: DM 19,90

Die schönsten Kegelspiele
Von M. Mala – 80 S., kartoniert
ISBN: 3-8068-1827-4
Preis: DM 16,90

Es gibt wohl kaum etwas, das so abwechslungsreich ist wie spielen. Denn egal, ob allein, zu zweit oder in größerer Runde, ob zu Hause, auf einer Party oder auf Reisen, immer gibt es zahlreiche Spielideen – doch kennen muss man sie. Damit dies zukünftig kein Problem mehr ist, gibt es die FALKEN Spiele-Bibliothek, die kompakt, übersichtlich und leicht nachvollziehbar alle bekannten Spiele vorstellt.

Krimirätsel-Spielbuch
Von H. Bücken, D. Hanneforth –
64 S., kartoniert
ISBN: 3-8068-2051-1
Preis: DM 14,90

Zaubereien und Tricks mit Karten
Von O. Erens – 80 S., kartoniert
ISBN: 3-8068-2147-X
Preis: DM 16,90

Rommé und Canasta
Von K. Wieland – 72 S., kartoniert
ISBN: 3-8068-2149-6
Preis: DM 16,90

Skat
Von T.G. Schüssler – 80 S., kartoniert
ISBN: 3-8068-1924-6
Preis: DM 16,90

Würfelspiele
Von H. Bücken, D. Hanneforth –
80 S., kartoniert
ISBN: 3-8068-2150-X
Preis: DM 16,90

Spielideen für Partys
Von E. und H. Bücken – 80 S., kartoniert
ISBN: 3-8068-1725-1
Preis: DM 16,90

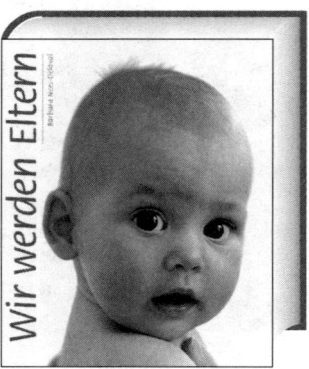

Wir werden Eltern

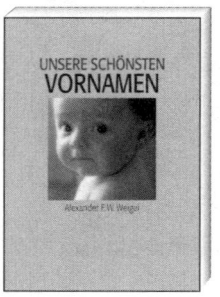

UNSERE SCHÖNSTEN
VORNAMEN

Alexander F.W. Weigel

Wir werden Eltern
Von B. Nees-Delaval – 416 S., gebunden
ISBN: 3-8068-**7353**-4
Preis: DM 39,90

Von der Familienplanung bis zum Schulbeginn reicht die Themenpalette dieser Ratgeberreihe für Eltern und solche, die es werden wollen. Schwerpunkte sind Schwangerschaft und Geburt, Pflege, Entwicklung und Erziehung.

Weitere FALKEN ElternRatgeber:

1254-3	Ich bekomme ein Baby
2152-6	Gesunde Ernährung für Schwangere
2153-4	Mein Kind schläft durch
2154-2	Liebe geben, Grenzen setzen
0531-8	Das Babybuch
1999-8	Stillen
2055-4	Babyfitness
1612-3	Mein Baby entdeckt die Welt
4953-6	Was Dein Kind Dir sagen will
7358-5	Schön in der Schwangerschaft
2053-8	Babypflege
7316-X	Wenn Kinder krank werden
2054-6	Gesunde Ernährung für Babies
2151-8	Allergien bei Kindern
2155-0	Vornamen mit Tradition
7380-1	Das große FALKEN Babybuch
2114-3	Homöopathie für Kinder
1873-8	Babyschwimmen
7417-4	Willkommen mein Baby

Die schönsten Vornamen
Von A. F. W. Weigel – 144 S., kartoniert
ISBN: 3-635-**60372**-4
Preis: DM 14,90

Der Ratgeber hilft Ihnen bei der Auswahl der schönsten Namen für Ihr Baby und gibt Tipps, worauf bei der Namenswahl zu achten ist. Außerdem erhalten Sie Informationen über Ursprung und Bedeutung der Namen sowie fremdsprachige Namensformen.

Die Kunst des Stillens
Von Prof. Dr. med. E. Schmidt, S. Brunn – 110 S., kartoniert
ISBN: 3-635-**60084**-9
Preis: DM 14,90

Durch Stillen können Sie Ihr Kind gesund und natürlich ernähren. Dieser kompetente Ratgeber gibt praktische Anleitungen und Gesundheitstipps für werdende und bereits stillende Mütter.

Rückbildungsgymnastik
Von H. Höfler – 112 S., kartoniert
ISBN: 3-635-**60062**-8
Preis: DM 12,90

Was geschieht im Körper der Mütter in den ersten Wochen nach der Geburt? Dieses Buch gibt Antwort auf diese Frage und das abwechslungsreiche Übungsprogramm zeigt, wie jede Frau durch eine gezielte Gymnastik die Rückbildungsprozesse ihres Körpers fördern kann.

Stand der Preise: 1.2.1999. Änderungen vorbehalten

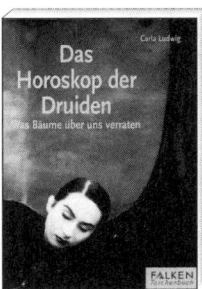

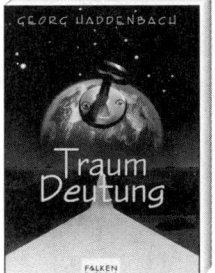

Das Horoskop der Druiden
Von C. Ludwig – 144 S., kartoniert
ISBN: 3-635-**60335**-X
Preis: DM 16,90

Das Horoskop der keltischen Druiden ist eine Verbindung aus Naturhoroskop und praktischer Psychologie, das die Menschen mit Bäumen vergleicht. Dieser Ratgeber verrät Ihnen, welchem Baum Sie ähneln und wie Sie Ihre Potentiale besser nutzen können.

Pendeln
Von N. Schreiber – 112 S., kartoniert
ISBN: 3-635-**60332**-5
Preis: DM 12,90

Pendeln kann ein faszinierendes Werkzeug für die Bewältigung des Alltags sein. Dieses Buch gibt Anleitung für eine intuitive Nutzung des magischen Pendelns, sei es zur Selbsterkenntnis oder für konkrete Probleme.

Lexikon der Esoterik
Von W. Bogun, N. Straet – 304 S., kartoniert
ISBN: 3-635-**60430**-5
Preis: DM 19,90

Endlich Antworten auf über 700 Fragen zu klassischen und aktuellen esoterische Themen. Dieses Lexikon bietet eine Fülle von Wissen zu Esoterik, Astrologie, Spiritualität und Ganzheitsmedizin.

Traumdeutung
Von G. Haddenbach – 172 S., kartoniert
ISBN: 3-635-**60045**-8
Preis: DM 12,90

Träume sind aufschlussreiche Spiegelbilder der Seele. Dieser Ratgeber ist eine hilfreiche Einführung in die Welt des Traumes – u.a. mit einem integrierten Lexikon der Traumsymbolik.

Unerklärlich!
Von J. Clark – 224 S., kartoniert
ISBN: 3-635-**68006**-0
Preis: DM 29,90

Geisterlichter, UFOs und Riesenkraken: Es gibt sie doch, die unerklärlichen Phänomene. Ein bestinformierter Wissenschaftler erläutert Erklärungsversuche für mysteriöse Beobachtungen.

Die Kunst, in Gesichtern zu lesen
Von C. An Kuei – 160 S., kartoniert
ISBN: 3-635-**68020**-6
Preis: DM 24,90

Der entlarvende Blick, wer möchte den nicht beherrschen? Dieser Ratgeber gibt tiefe „Einblicke" in die chinesische Gesichtslesekunst Siang mien und zeigt, wie man einzelne Gesichtsmerkmale deuten kann.

Stand der Preise: 1.2.1999. Änderungen vorbehalten

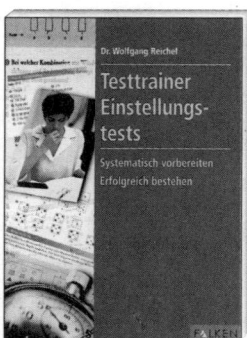

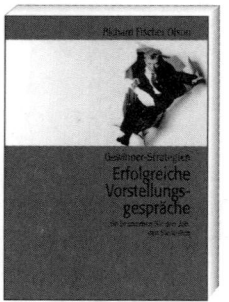

Testtrainer Einstellungstests
Von Dr. W. Reichel – 136 S., kartoniert
ISBN: 3-8068-**1761**-8
Preis: DM 19,90

Bei der Auswahl von Bewerbern setzen Unternehmen die unterschiedlichsten Testverfahren ein. Dieses Buch informiert umfassend über die gängigen Verfahren; mit Hilfe eines ausführlichen Trainingsteils kann sich der Bewerber fit machen für den entscheidenden Test.

Handbuch Bewerbung
Von Dr. C. Harmsen – 296 S., kartoniert
ISBN: 3-8068-**2356**-1
Preis: DM 25,-

Dieser Band begleitet Sie von der Bewerbungsplanung bis zum Vorstellungsgespräch. Er enthält zahlreiche Musterbriefe und Fallbeispiele, die Ihnen neben den ausführlichen Informationen bei der erfolgreichen Jobsuche helfen sollen.

Bewerben im Internet
Von Dr. R. Metzger, C. Funk – 128 S., kartoniert
ISBN: 3-8068-**2134**-8
Preis: DM 19,90

Tausende von Stellenangeboten werden täglich im World Wide Web veröffentlicht. Dieser Ratgeber soll Ihnen bei der Nutzung der neuen Zugriffsmöglichkeiten auf Jobangebote und Firmendaten und so zum Erfolg Ihrer Bewerbung helfen.

Erfolgreiche Vorstellungsgespräche
Von R. Fischer Olson – 144 S., kartoniert
ISBN: 3-635-**68024**-9
Preis: DM 19,90

Um die Stelle zu bekommen, die Sie wollen, genügt es nicht, gut zu sein; Sie müssen auch gut im Vorstellungsgespräch sein! Dieses Buch erläutert die grundlegenden Prinzipien erfolgreicher Bewerber und macht Sie vertraut mit einer Neun-Punkte-Strategie, mit der Sie in jedem Vorstellungsgespräch die Oberhand behalten.

Erfolg durch die kreative Bewerbung
Von E. Eßmann – 128 S., kartoniert
ISBN: 3-635-**60328**-7
Preis: DM 12,90

Heutzutage sind Kreativität und Fantasie im Job wie in der Bewerbung mehr denn je gefragt. Dieser Ratgeber zeigt Ihnen, wie Sie sich bei der Stellungssuche künftig pfiffiger präsentieren können.

Legale Bewerbungstricks
Von V. S. Rottmann – 96 S., kartoniert
ISBN: 3-635-**60325**-2
Preis: DM 12,90

Bewerber müssen neue Methoden anwenden, um sich einen Job zu erkämpfen. Wie Sie schwierige Vorstellungsgespräche meistern und Ihr Recht auf „Notlügen" legal nutzen, zeigt Ihnen dieser Ratgeber.

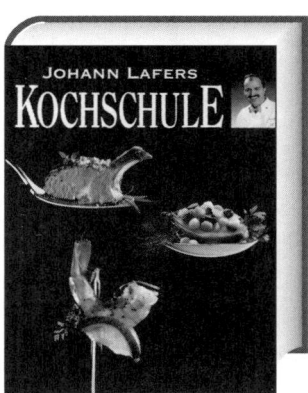

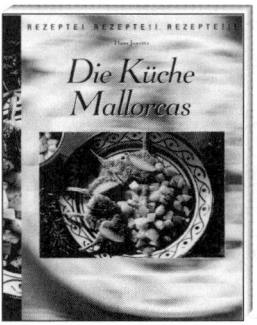

Johann Lafers Kochschule
Von J. Lafer – 416 S., über 860 Farbfotos,
gebunden
ISBN: 3-8068-**7372**-0
Preis: DM 69,90

Kochen lernen mit dem Profi. Diese Kochschule zeigt Ihnen, wo's in der Küche
langgeht. Für Sie gibt der 2-Sterne-Koch
hier sein Wissen gebündelt weiter und
lässt sich gerne über die Schulter schauen.

Italienische Küche
Von M. Kaltenbach – 224 S., gebunden
mit Schutzumschlag
ISBN: 3-8068-**4830**-0
Preis: DM 49,90

Entdecken Sie die kulinarische Vielfalt
der Feinschmeckerregionen von Piemont
bis Sizilien. Dieses Kochbuch verbindet
Rezepte und Weinempfehlungen mit
Wissenswertem zu Land und Leuten.

Amerikanische Küche
Von C. Stevenson, P. Niebergall – 128 S.,
gebunden mit Schutzumschlag
ISBN: 3-8068-**7308**-9
Preis: DM 39,90

So facettenreich wie das Land, so vielfältig
ist auch die Küche. In diesem Kochbuch
werden die einzelnen Regionalküchen der
USA und deren Gerichte vorgestellt und
alle Rezepte ausführlich beschrieben.

Die Küche Mallorcas
Von S. Kirsch – 96 S., kartoniert
ISBN: 3-8068-**2195**-X
Preis: DM 16,90

Die Insel Mallorca ist nicht nur ein belieb-
tes Ferienziel, sondern hat auch ihren
besonderen kulinarischen Reiz. In diesem
Band warten über 60 Originalrezepte
darauf, ausprobiert zu werden.

Gewürzlexikon
Von U. Bültjer – 312 S., gebunden
ISBN: 3-8068-**4980**-3
Preis: DM 46,-

Eine unendlich große Auswahl an Würz-
zutaten aus der ganzen Welt steht uns
heute zur Verfügung. Dieses Buch soll Sie
mit dieser Vielzahl vertraut und sicher in
der Anwendung machen.

Raclette
Von S. Kieslich – 64 S., kartoniert
ISBN: 3-8068-**1964**-5
Preis: DM 9,90

Wer gerne Freunde zum Essen einlädt, sich
vorher aber nicht stundenlang um die Vor-
bereitung kümmern möchte, für den ist
ein Raclette einfach ideal. Dieses Buch
präsentiert Ihnen über 50 Rezepte für
jeden Geschmack und ein Extrakapitel
für köstliche Beilagen.

Stand der Preise: 1.2.1999. Änderungen vorbehalten

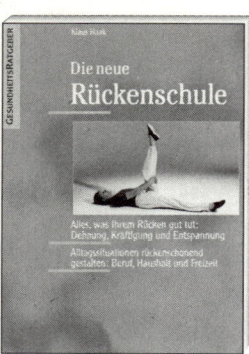

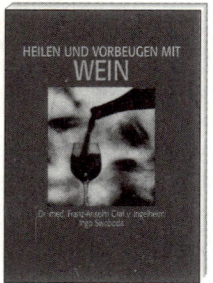

Die neue Rückenschule
Von K. Haak – 64 S., kartoniert
ISBN: 3-8068-**2146**-1
Preis: DM 16,90

Die Zahl der Menschen, die von Rückenschmerzen betroffen sind, ist sehr groß.
Die „neue Rückenschule" bietet Ihnen ein
ganzheitliches Konzept, mit dem Sie
Rückenschmerzen wirkungsvoll begegnen
und die verschiedenen Ursachen bekämpfen können.

Rheuma
Von Prof. Dr. med. K. Gräfenstein – 128 S.,
kartoniert
ISBN: 3-8068-**2000**-7
Preis: DM 19,90

Aktiv gegen die Erkrankung angehen an-
statt zu resignieren ist die Devise. Dieser
Ratgeber enthält eine Vielzahl von Anregungen zur Selbsthilfe mit erprobten rheuma-
gymnastischen Übungen und Hilfsmitteln.

Traditionelle Chinesische Medizin
Von D. Accolla, P. Yates – 368 S., gebunden
ISBN: 3-8068-**7381**-X
Preis: DM 49,90

Harmonie, Ganzheit und Gleichgewicht
sind die Schlüsselbegriffe der Traditionellen Chinesischen Medizin. Dieser Ratgeber
informiert Sie umfassend über das Verständnis von Krankheiten aus fernöstlicher
Sicht, Mittel und Wege, Krankheiten zu
vermeiden und die Möglichkeiten der
Selbstbehandlung.

Heilen und vorbeugen mit Wein
Von Dr. med. F.-A. Graf v. Ingelheim,
I. Swoboda – 96 S., kartoniert
ISBN: 3-635-**60311**-2
Preis: DM 14,90

Im Wein ist Gesundheit! Das wussten
schon die alten Griechen. Auch Wissenschaftler haben die lebensverlängernde
und vorbeugende Wirkung des Rebensaftes
bewiesen. Dieser Ratgeber fasst die
Anwendungen und Wirkungen der wohl-
schmeckenden Medizin zusammen.

Autogenes Training
Von R. Faller – 110 S., kartoniert
ISBN: 3-635-**60009**-1
Preis: DM 9,90

Durch autogenes Training haben bereits
Millionen Menschen zu mehr Lebensfreude
und Selbstsicherheit gefunden. Die Übungen in diesem Buch führen stufenweise
zur positiven Beeinflussung der seelischen
Haltung und zu völliger Entspannung.

**Die sanfte Art des Heilens –
Homöopathie**
Von H. Ginglas – 120 S., kartoniert
ISBN: 3-635-**60206**-X
Preis: DM 14,90

Auf der Suche nach alternativen Heil-
methoden findet die Homöopathie immer
größeren Zuspruch. In diesem Ratgeber
erfahren Sie, bei welchen Beschwerden die
Homöopathie helfen kann und wann Sie
sie auch selbst anwenden können.

Stand der Preise: 12.1999. Änderungen vorbehalten